DANILO FERRAZ

FORMA FAIXA PRETA

princípios das artes marciais para redefinir seu corpo, sua mente e sua vida

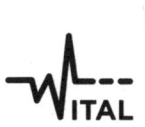

Copyright © Danilo Ferraz, 2018
Todos os direitos reservados
Copyright © 2018 by Editora Pandorga

Outros livros de Danilo Ferraz
Por que os homens pensam e as mulheres sentem?

Coordenação Editorial
Silvia Vasconcelos
Preparação
Equipe Editora Pandorga
Revisão
Julia Medina
Projeto gráfico e diagramação
Aline Martins | Sem Serifa
Composição de capa
Aline Martins | Sem Serifa
Foto de capa
Claudio Sartor
Fotos do miolo
Claudio Sartor (pp. 70, 104, 112, 124, 142-169 e 173)
Gabriel Pagano (pp. 6, 12, 28, 35, 46, 53, 71, 95, 97, 120, 126 e 144)

Texto de acordo com as normas do Novo Acordo Ortográfico da Língua Portuguesa
(Decreto Legislativo nº 54, de 1995)

Dados Internacionais de Catalogação na Publicação (CIP)
Bibliotecária responsável: Aline Graziele Benitez CRB-1/3129

F421f   Ferraz, Danilo
1.ed.   Forma faixa preta / Danilo Ferraz. – 1.ed. – São Paulo:
         Pandorga, 2018.
            176 p.; 16 × 23

         ISBN: 978-85-8442-330-9

            1. Saúde. 2. Bem-estar. 3. Musculação. 4. Artes
         Marciais. I. Título.

                                                    CDD 613

Índice para catálogo sistemático: *1. Saúde: bem-estar
2. Artes Marciais: Musculação*

O autor deste livro não é terapeuta físico ou nutricionista. As ideias, conceitos e procedimentos sugeridos neste livro têm objetivos exclusivamente informativos e educacionais, não oferecendo conselhos médicos ou servindo como substituto a uma supervisão especializada e destinam-se a adultos a partir de 18 anos. Consulte um médico ou outro profissional da saúde de sua confiança antes de começar qualquer exercício, atividade física, programa de nutrição ou suplementação.

Todos os procedimentos descritos no capítulo "O Treinamento" deste livro são de autoria de José Carlos Villa, Educador Físico e Personal Trainer (CREF 058377G/SP) especializado em fisiologia, biomecânica, treinamento personalizado e nutrição esportiva.

2018
IMPRESSO NO BRASIL
PRINTED IN BRAZIL
DIREITOS CEDIDOS PARA ESTA EDIÇÃO À
EDITORA PANDORGA
RODOVIA RAPOSO TAVARES, KM 22
GRANJA VIANA – COTIA – SP
Tel. (11) 4612-6404
www.editorapandorga.com.br

Este livro é dedicado aos heróis da vida real — os sonhadores cuja determinação, coragem e fé me inspiram a enfrentar o maior desafio de todos: a vida! É dedicado também ao guerreiro inabalável que existe dentro de você. Que este livro o desperte para sempre.

À minha esposa, Amanda: este livro não é apenas dedicado a você — é obra sua e do seu amor.

Dedico ainda essa obra aos diversos amigos, colegas, treinadores e atletas que partilharam comigo seus conhecimentos e experiências relativos ao fisiculturismo, as artes marciais e o conceito de uma vida saudável, auxiliando-me a modelar a visão de que o esporte demanda um misto de ciência, experiência, intuição e muito coração — em especial ao profissional José Carlos Villa, um amigo e mentor, que graciosamente contribuiu com seu conhecimento no treinamento demonstrado neste livro, e Daniel Montalvão, que acreditou no meu sonho antes de eu mesmo acreditar.

Ao Universo, meus pais, minha Tribo e aos irmãos que a vida me dá: minha eterna gratidão.

SUMÁRIO

7 Apresentação
13 Minha mensagem pessoal a você
17 Prefácios
21 Uma decisão para a vida toda

PRIMEIRA PARTE
O DESPERTAR DO MESTRE INTERIOR

31 Assumindo o controle
38 As Três Inteligências do Guerreiro
63 Criando uma visão inspiradora

SEGUNDA PARTE
O MAPA DO SUCESSO

75 Introdução ao Mapa
77 Nutrição eficaz: o guia definitivo
100 A estratégia alimentar de Forma Faixa Preta
113 A filosofia de treinamento de Forma Faixa Preta

TERCEIRA PARTE
OITO SEMANAS PARA MOLDAR SUA VIDA

129 O Treinamento
140 Os movimentos
170 Seu novo herói de ação: você!

"SEU CORPO É UM REFLEXO DAQUILO QUE VOCÊ CULTIVA DENTRO DE SI — SEUS SONHOS, SUA VISÃO, AQUILO QUE ACREDITA SOBRE VOCÊ E SOBRE A VIDA."

APRESENTAÇÃO

SEJA EM ENTREVISTAS, OU NAS RUAS, EXISTEM DUAS PERGUNTAS QUE AS pessoas sempre me fazem: como cheguei onde cheguei em minha vida profissional, e quais dicas posso dar para quem deseja alcançar uma boa forma física. Para algumas pessoas, as duas perguntas podem parecer irrelacionáveis entre si, mas, para mim, elas não podem ser separadas.

Quando decidi que escreveria este livro, tentei me recordar de como e quando tive meu primeiro contato com o esporte. Comecei, naturalmente, pela infância, até onde podia me recordar dela. De repente, uma série de cenas breves, como trechos de filmes — muitas ambientados em uma já longínqua década de 80 — começaram a palpitar em minha mente: Bruce Lee combatendo um exército de homens com seus golpes infalíveis e velocidade super-humana; Sylvester Stallone amarrando sua icônica faixa vermelha na cabeça enquanto a câmera captava meticulosamente o flexionar de cada músculo; Jean-Claude Van Damme treinando seu corpo para o desafio supremo adiante; Arnold Schwarzenegger combatendo máquinas e monstros com o poder de seus músculos (e algumas metralhadoras). Momentos aleatórios, mas cujo impacto acumulativo me talhara de modo irracional, subliminar, conferindo-me gostos e predisposições que nunca mais deixaria de ter: aos meus olhos — e aos de toda uma nova geração —, um corpo treinado era sinônimo de um *herói*. E as Artes Marciais me deram, desde cedo, as ferramentas que eu precisava — físicas e mentais — para alcançar meus objetivos, viver meus sonhos e ser o protagonista da *minha* história. Me transformou, de um garoto franzino e magricela, em alguém que estava vencendo campeonatos de Karatê poucos anos depois. Me levou a estrelar comerciais, filmes e vencer campeonatos de fisiculturismo. Em meio a isso tudo, minha vida pessoal também se transformou: com mais energia e vitalidade, vi meus livros atingirem o topo das vendas e meus seminários cada vez mais lotados. Em um deles, palestrei sobre a filosofia das Artes Marciais para mais de cinco mil pessoas na minha antiga faculdade, onde me formara em Jornalismo apenas três anos antes, numa época que minha grande preocupação era se meu Tempra 1995 se desmancharia durante a volta pra casa, ou se conseguiria pagar a conta de luz a tempo. Testemunhei minha forma física se aprimorando na mesma proporção que minhas habilidades se ampliavam, e tive a oportunidade de transformar a vida de outras pessoas a partir desses resultados. As Artes Marciais me ensinaram a criar metas, manter o foco e descobrir, dentro de mim, a força para alcançá-las. Aprendi que seu corpo é um reflexo daquilo que cultiva dentro de si — seus sonhos, sua visão, aquilo que acredita sobre você e sobre a vida.

Mas nem sempre foi assim. Quando amarrei um kimono pela primeira vez aos oito anos de idade, eu não fazia ideia do que estava fazendo. Palavras como "disciplina" e "determinação" não encontravam eco em minha mente jovem. Apenas seguia as instruções e fazia o que era necessário — se estava machucado, continuava; se estava cansado, continuava. Não percebi na época, mas o que eu estava descobrindo era muito mais do que técnicas de combate e conselhos para entrar em forma. Eu estava me sintonizando com o tom, com a linguagem e com a atitude de um artista marcial — aquele que encara os desafios de frente; aquele que busca a vitória com preparo; aquele que não teme a derrota, pois entende que nela há um aprendizado importante; aquele que, quando não encontra um caminho, cria um com as próprias mãos. Sem esse entendimento, as pedras no percurso se tornam montanhas, as derrotas se transformam em penhascos escarpados, e os desafios se apresentam como turbulentos ceifadores da tão almejada felicidade. Além das habilidades, eu estava descobrindo uma maneira de pensar que certamente redefiniria todas as áreas da minha vida.

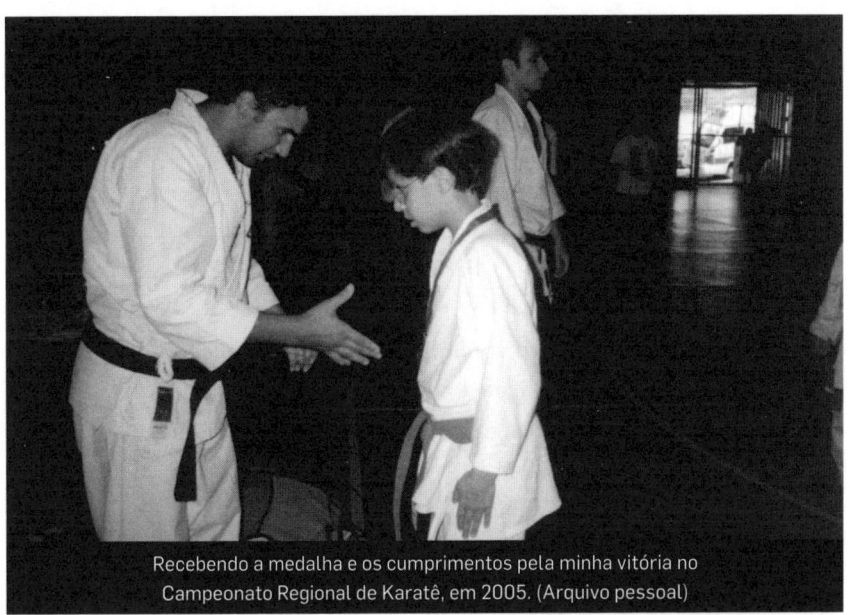

Recebendo a medalha e os cumprimentos pela minha vitória no Campeonato Regional de Karatê, em 2005. (Arquivo pessoal)

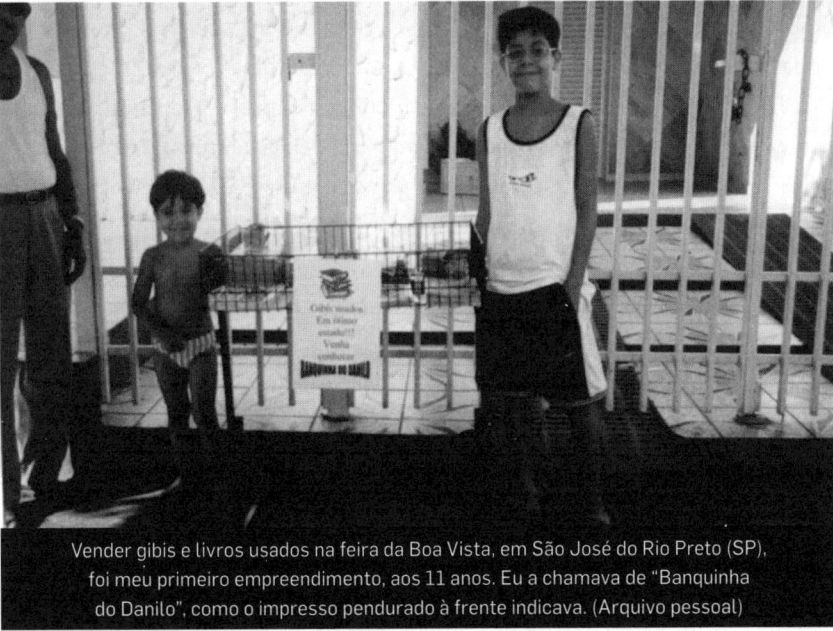

Vender gibis e livros usados na feira da Boa Vista, em São José do Rio Preto (SP), foi meu primeiro empreendimento, aos 11 anos. Eu a chamava de "Banquinha do Danilo", como o impresso pendurado à frente indicava. (Arquivo pessoal)

Claro que nada disso aconteceu da noite para o dia. Durante minha prática de Artes Marciais, que já se estende por duas décadas, experimentei todo tipo de treino, dieta e suplementação imagináveis. Como a maioria das pessoas, eu buscava informações em revistas e acreditava que os suplementos anunciados nelas me ajudariam a alcançar meus objetivos. Eu treinava em uma academia de prédio antigo, que possuía uma grande escadaria que levava ao segundo andar, onde encontrava-se o *dojo*. Para chegar até ela, era necessário passar por todo tipo de aparelhos de ginástica e musculação. Por isso, desde muito jovem, vivenciei esse ambiente e, claro, aprendi algumas coisas. Entendia de exercícios, séries de repetições, forma correta e coisas do tipo e, sim, fiz algum progresso. Mas meu avanço era quase insignificante quando comparado ao tempo e esforço que empreendia na academia — sem mencionar a grande quantidade de dinheiro que gastei com suplementos inúteis. O tempo passou e nada mudou. Meu peso não se alterou por anos a fio e a leveza que me fizera se destacar nas Artes Marciais se tornara motivo de chacota. Descobri, da pior forma, que jovens excessivamente magros são tão caçoados quanto os que estão acima do peso. Nem mesmo meus óculos "fundo-de-garrafa" me impediam de entrar em brigas em retorta às provocações. Quando a adolescência chegou, minhas prioridades mudaram. Desmotivado e sem entender o que estava fazendo de errado para obter tão pouco progresso com meu físico, deixei de treinar regularmente pela primeira vez em minha vida, faltando poucos meses para meu exame para faixa preta de Karatê. Para mim, nem meu corpo, nem minha mente estavam preparados para dar esse passo.

Nessa época, eu morava com meus pais em uma casa de três cômodos, tinha R$ 12 na carteira, vendia gibis usados na feira e tinha um sonho em mente: conhecer o mundo. Para isso, eu sabia que precisava aprender inglês. Quem já foi a uma das minhas palestras, ou assistiu alguma entrevista, provavelmente sabe que cresci em uma família de classe média baixa. Estudei em escolas públicas durante toda minha vida e meus pais não tinham condições de financiar o estudo de uma nova língua, apesar da minha notável facilidade com o assunto. Sem dinheiro para bancar um curso em uma escola de línguas, estudei por anos com livros que eram rejeitados por livrarias e bibliotecas até me educar no idioma através de uma escola que aceitou que eu trabalhasse como *office-boy* em troca do curso. Durante um ano, eu estudei de manhã, trabalhei na escola à tarde e fiz o curso à noite. Mais tarde, já fluente no idioma, consegui uma vaga em um navio cruzeiro de uma famosa rede italiana como *bell-boy*, uma espécie de faz-tudo de bordo. A função era exaustiva, cerca de 14 horas diárias de trabalho, sem folgas, e chegou a me provocar desmaios. Mas também me permitiu viajar para vários países e conhecer pessoas de todo o mundo — além de acesso a uma extensa biblioteca com diversos títulos, onde tive meu primeiro contato com a Programação Neurolinguística e um aprofundamento na filosofia das Artes Marciais. Nas longas travessias de navio, passava horas lendo e relendo os conceitos da ciência de alta performance, as bases da saúde mental e emocional e os fundamentos do sucesso. Me dediquei a aprender a fisiologia real do crescimento muscular, os conceitos por trás da perda de gordura e o que era preciso, afinal, para construir um corpo forte. Decidi estudar virtualmente todos os aspectos do assunto e como eles se interligavam com outras áreas da nossa vida.

Diante disso, um novo mundo se abriu para mim. Determinado a voltar aos treinos, passei a implementar tudo que havia aprendido sobre alimentação, treino e meditação — e meu corpo respondeu de modo inacreditável! Algum tempo depois, alcancei a faixa preta em Karatê. Mais do que isso, minha energia aumentou, meu corpo ganhou forma e tônus, minha saúde melhorou vertiginosamente. Passei a treinar meu corpo com exercícios e práticas, e minha mente com leituras e meditações, transformando todo o conhecimento que adquiria em uma filosofia pessoal, um estilo de vida.

E é isso que quero compartilhar com você.

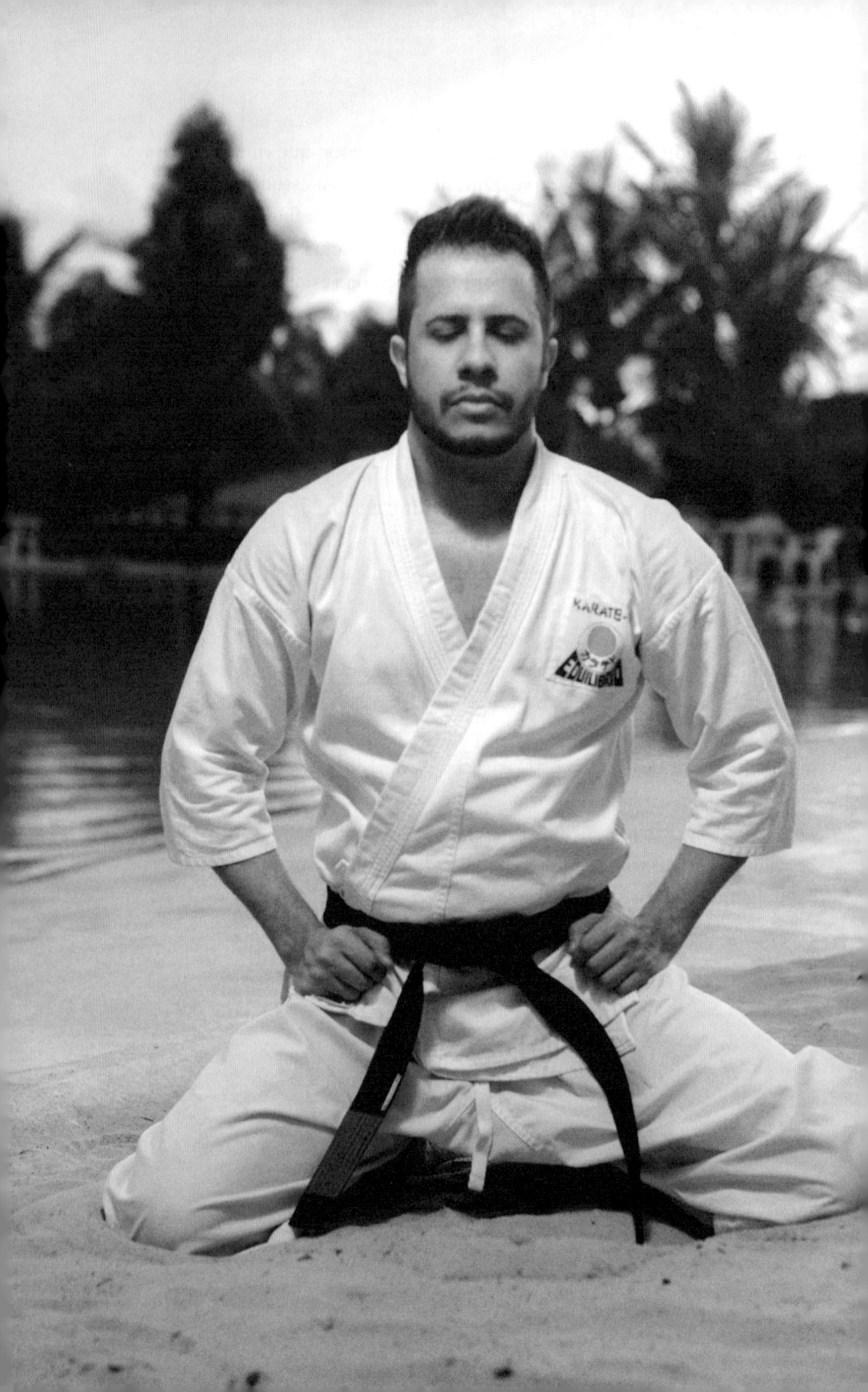

MINHA MENSAGEM PESSOAL A VOCÊ

O FILME "DESAFIANDO GIGANTES" POSSUI UMA PASSAGEM QUE CONSIDERO simbólica. Nela, o treinador de um time de futebol americano colegial pede que o capitão da equipe, o adolescente Brock, faça o exercício de Carregar (que consiste em atravessar o campo, com os pés e mãos tocando o gramado, carregando um colega do time nas costas, sem apoiar-se nos joelhos) por 50 jardas após um extenuante treino. Brock, cansado, se levanta diante uma equipe desmotivada e ouve risadinhas e provocações dos colegas enquanto se posiciona para realizar o exercício. O treinador, no entanto, tampa os olhos de Brock com um pano e pede que ele cumpra a tarefa de olhos vendados. Um colega se agarra em suas costas e Brock começa. Passo a passo, ele demonstra resistência e vigor ao engatinhar pelo campo com o companheiro de equipe nas costas. "Eu já cheguei as 20 jardas?", ele pergunta com o pouco de fôlego que consegue reunir em seus pulmões. "Esqueça as 20 jardas, apenas continue!", brada o treinador, *"você consegue!"*. Brock segue em frente, os braços hesitantes, os músculos fraquejando, o suor escorrendo pela testa. "Não pare! Não desista! Dê o melhor de si!", o treinador repete, seguindo cada passo. As forças de Brock começam a se esvair, seus cabelos molhados de suor se transformam em fios desfiados, sua voz soando como um último fiapo de energia: "Estou sem forças...". O treinador insiste: "Agora é só coração! Você está conseguindo! Continue, dê mais um passo!", até que os movimentos de Brock cessam e toda a energia extingue-se de seu corpo. Estirado sobre o chão, com músculos trêmulos e respiração ofegante, Brock pergunta: "Eu cheguei? Eu consegui?". "Olha, Brock", o treinador responde tirando a venda dos olhos do jovem, "você andou o *campo inteiro*" (um campo de futebol americano tem 120 jardas de comprimento, ou 109,73 metros).

O ponto principal deste trecho ressoa forte com um dos objetivos deste livro: *você é capaz de ir muito mais além!* Por isso, eu quero parabenizar você pela coragem em tomar as rédeas da sua vida e assumir o controle de sua saúde. Cada página deste livro foi escrita para tornar você mais forte e saudável — fisicamente e mentalmente. Asseguro-lhe que nada disso se mede meramente a partir de números na balança, cor de faixa ou a quantidade de flexões que você é capaz de executar. As atividades físicas são, na realidade, uma ferramenta através da qual você reivindica sua saúde e, subsequentemente, o rumo de sua vida! Por meio daquilo que você irá aprender com esse livro, você será capaz de transformar sua vida, inspirar outras pessoas e motivá-las, assim como você, a ir além do que julgam possível para suas vidas.

Este livro se baseia nas ferramentas de Programação Neurolinguística aplicadas a atletas de alta-performance, em técnicas e filosofia das Artes Marciais estudadas e aplicadas por mim ao longo de vinte anos de estudo, associadas a princípios nutricionais e fisiológicos, e foi escrito com a missão de inspirar homens, mulheres, jovens, adultos e qualquer pessoa em busca da excelência física e mental. Para que isso aconteça, não é necessário que você seja um atleta, ou sequer um artista marcial, e sim que tenha dentro de si o desejo intenso de vencer! O objetivo deste livro não é apenas ajudar você a efetuar mudanças em seu corpo, mas também servir de base para auxiliá-lo a descobrir o seu real potencial. Dito isso, não espere encontrar aqui receitas milagrosas do tipo "o corpo dos seus sonhos com apenas oito minutos de exercício por dia", "torne-se um faixa preta em uma semana", ou "quinze dias para o abdômen perfeito". Em termos claros, esse tipo de promessa é simplesmente falsa. Mudar a sua vida é algo que demanda energia, tempo e disposição. E, como é bem sabido, nada que vale a pena é fácil. Se fosse, teríamos uma geração de pessoas saudáveis, não estaríamos enfrentando uma crise de obesidade no mundo e você não teria apanhado este livro na esperança de encontrar as respostas para as perguntas que nenhuma dessas promessas milagrosas pôde lhe responder.

Agora, dê uma boa olhada para a sua vida. Você está contente com sua saúde? Você acorda todos os dias sentindo-se revitalizado, ou mais cansado do que quando foi se deitar na noite anterior? Você consegue se manter em uma dieta balanceada, ou sofre para comer as coisas certas por um tempo e, eventualmente, acaba "cavando sua sepultura com os dentes", comendo alimentos nutricionalmente vazios, cheios de gordura e açúcar? Você já começou e recomeçou um programa de treinamento várias vezes, sempre com uma desculpa diferente sobre porque abandonou cada um deles? Mais importante ainda, já se perguntou como pretende viver os próximos dez anos de sua vida? O que está fazendo hoje para criar o amanhã que deseja? O que pode fazer a partir de *agora* para moldar o destino que merece? Muitas pessoas vivem sendo empurradas pelos seus problemas e manipuladas pelos seus medos, ao invés de serem guiadas pelos seus sonhos e liderando a si próprias. Essa afirmação é especialmente verdadeira quando se trata do nosso corpo. Dificuldade de locomoção, doenças e inadequação social são apenas algumas das amarras que sufocam e limitam aqueles que não assumiram ainda o controle de sua mente e seu físico. Quando não controlamos nossa saúde, ela termina por nos controlar — e quase nunca de uma maneira muito agradável.

É muito fácil justificar esse comportamento com desculpas. Eu as ouço o tempo todo: "eu não tenho tempo"; "sou geneticamente pré-disposto a ser gordo (ou magro)"; "já tentei de tudo e não tive resultados". Neste livro, vou lhe mostrar como *você* é o criador de sua própria realidade e então lhe ajudar a controlar sua mente e seu corpo para atingir resultados excepcionais, a fim de que não apenas tenha boa aparência, mas também *se sinta* bem no controle de sua própria vida e de sua saúde. Ao mesmo tempo, entendo o quão difícil é se sentir desorientado em meio a tantas informações disponíveis sobre o assunto. Por isso, quero que considere que, a cada novo capítulo, você está fazendo uma afirmação de que você se respeita e se dá o valor que merece. Essa mensagem certamente se multiplicará através de suas atitudes e será ouvida por todos ao seu redor!

Para tornar esse objetivo uma realidade, eu dividi este livro em três partes que, combinadas, lhe permitirão ter o controle total sobre seu corpo e sua vida, possibilitando que você desenvolva todo o seu verdadeiro potencial. Essas três partes consistem nos pilares que acredito serem essenciais para despertar o potencial de excelência física e espírito faixa preta adormecido dentro de você: o pilar psicológico, estratégico e prático. A primeira seção, **Despertando o Mestre Interior,** será focada no aspecto emocional e mental de um faixa preta, para que você adote um estilo de vida saudável e, principalmente, *permaneça* nele. A segunda seção, **O Mapa do Sucesso,** será sua bússola para alcançar seus objetivos, desmitificando temas comuns ao universo da boa forma e lhe oferecendo as ferramentas e o conhecimento para se manter em progresso constante. A terceira parte, **Oito Semanas para Moldar sua Vida,** é meu desafio pessoal a você, no qual eu me coloco ao seu lado, como seu instrutor particular, para cada passo do processo que irá moldar o resto de sua vida, ajudando-o a descobrir sua capacidade e garantindo que você se mantenha no rumo certo.

Dessa forma, é com grande respeito que começo este relacionamento com você. Congratulo seu interesse em transformar sua saúde e firmo uma aliança de companheirismo com você nessa missão através das páginas deste livro. Ao virar esta página, lembre-se que você é capaz de ir muito além! Que faça uma boa leitura e que colha os frutos de sua dedicação como um verdadeiro *faixa preta!*

PREFÁCIOS

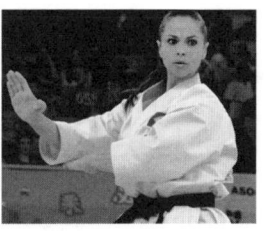

INCRÍVEL! ESSA É UMA PALAVRA CONSTANTE NOS meus resultados. Porém, para alcançar estes resultados, existe muito treinamento árduo, dedicação da minha equipe e, principalmente, persistência minha, bem como muitas fases de experiência que compõem o longo, duro e pedregoso caminho que leva ao topo em qualquer profissão. Assim como eu, Danilo Ferraz conhece bem esse caminho.

Quando o Danilo me convidou para escrever o prefácio deste livro, logo pude enxergar minha própria história refletida nas seções que dividem magistralmente sua obra. Eu diria que o meu "Despertar do mestre interior" aconteceu bem cedo, já aos 4 anos, quando minha mãe sabiamente me disse que eu precisava aprender a me defender. Como meu pai já era praticante de Karatê-Dô, a escolha pelo esporte ao qual eu me dedicaria foi fácil e natural. Mal sabia eu da responsabilidade por trás dessa escolha! O mestre Masutatsu Oyama, criador do estilo Oyama-Ryu de Karatê, certa vez escreveu: "No caminho das Artes Marciais, as recompensas serão abundantes somente com dedicação e aplicação". Os primeiros sinais de que eu iria, definitivamente, trilhar tal caminho vieram aos 5 anos, quando um coleguinha de treino acertou meu nariz. O golpe me fez sangrar e eu, chorando, corri para me lavar. Minha mãe, novamente sábia, falou: "Ou você para de chorar e volta lá para lutar ou saímos daqui agora e você não volta mais". Estou há 27 anos no Karatê.

Outro desses momentos decisivos, o qual relaciono à segunda seção deste livro, "O mapa do sucesso", aconteceu em 2006, quando participei do Mundial na Austrália. Durante esse campeonato, pude observar a superioridade técnica de meus adversários e tive a certeza de que, na época, minha preparação não era suficiente para os desafios que seriam enfrentados dali em diante. Sabia que precisava treinar mais e melhor, tendo uma supervisão adequada e, assim, com treinos mais fortes, tornar os campeonatos menos difíceis. Nas palavras do militar americano George Patton, "Quanto mais você sua nos treinamentos, menos sangra no campo de batalha". Posso sinalizar esse momento como um grande divisor de águas em minha trajetória, pois, a partir desse momento, criei uma meta de vida: dar o meu melhor sempre. Ao fazer isso, pude criar uma verdadeira bússola para meus objetivos a partir da construção de um novo "mapa", como Danilo tão acuradamente nos mostra em seu livro, provando que a excelência é, de fato, um hábito cultivado dia após dia, capaz de redefinir nossas vidas inteiras.

À última seção do livro, "Oito semanas para moldar sua vida", atribuo meus treinamentos voltados para o mundial do Japão, um dos momentos mais marcantes da minha carreira como atleta. Viajando pelas páginas dessa seção, pude reviver o sentimento de determinação que me fazia companhia durante as longas horas de exercícios e incontáveis repetições, que compunham treinamentos cansativos — nos quais, muitas vezes saí da minha zona de conforto, motivado por uma visão que era maior que meus obstáculos. Meu foco, no entanto, não era a vitória, mas a *superação*, em fazer o meu melhor — os amadores, afinal, treinam até ter certeza de que vai dar certo; o campeão treina até que seja impossível dar errado. Não pense, porém, que campeões são apenas aqueles que chegam ao pódio das competições. O mundo também aplaude seus guerreiros fora dos tatames. E é isso que este livro fará por você: seja você um atleta de elite, um artista marcial iniciante ou simplesmente alguém querendo se tornar a melhor versão de si mesmo, "Forma Faixa Preta" fará despertar em você o desejo ardente de sucesso e lhe dará as ferramentas para alcançar sua melhor forma — física e mental. Tenho certeza de que, a partir do que aprenderá aqui, seus resultados também farão ressoar uma única palavra: ***incrível!***

Manuela Flores Spessatto
Integrante da Seleção Brasileira JKA e Tradicional
de Karatê e Campeã Mundial de Karatê

EM PRATICAMENTE 30 ANOS DE VIVÊNCIA NO esporte, pude experienciar diversas tentativas nos campos do desenvolvimento físico e pessoal — algumas com acertos, outras com erros.

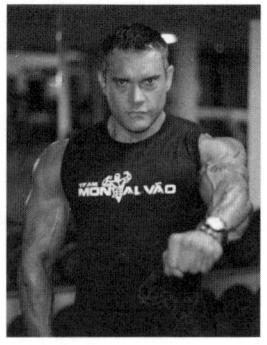

O conteúdo de "Forma Faixa Preta" é especialmente interessante pois vem para mostrar caminhos assertivos, seguros, saudáveis e duradouros para esse desenvolvimento. Acredito que, assim como eu, muitas pessoas já passaram por frustrações quando se trata de alcançar resultados em atividades físicas. Após anos de aprendizado e prática, tomei a decisão de estudar e me profissionalizar para, hoje, poder ajudar muitas pessoas — um privilégio que os pódios do fisiculturismo, junto a uma vida dedicada ao esporte, me proporcionaram na condição de *coach* e treinador de atletas de alta-performance em todo o Brasil.

Por isso, quando Danilo Ferraz pediu-me que escrevesse o prefácio para sua obra, fiquei muito satisfeito: na minha visão, as técnicas e ensinamentos de "Forma Faixa Preta" são de grande valor, uma vez que demonstra ao leitor que, através de um equilíbrio de mente e corpo, podemos atingir grandes mudanças em nossas vidas — tanto física quanto psicológica. Os pensamentos de Danilo sobre saúde, determinação, nutrição e filosofia das artes marciais se traduzem em ações eficientes para qualquer um que almeje alavancar seus resultados.

No fisiculturismo, essas ferramentas podem ser a diferença entre a superação e a desistência. Em 2016, após finalizar um relacionamento de 17 anos com minha ex-esposa e com meus negócios prejudicados pela crise financeira que assolou o país, iniciei minha preparação para o *NABBA World,* campeonato mundial de fisiculturismo que aconteceu no Brasil, onde me consagrei vice-campeão, competindo com os melhores atletas do Brasil e do mundo. Não foi fácil: tive que ter muito equilíbrio e determinação para superar meu psicológico e lapidar um físico competitivo. A realização que essa experiência me proporcionou é a mesma que, tenho certeza, você terá ao terminar este livro: se você quer, você pode! Confie e lute. Esses são os elementos fundamentais que distinguem um campeão de um perdedor.

Em realidade, dentro de todos nós existe o poder capaz de mudar qualquer situação que possa vir em nossos caminhos. Esse mesmo poder pode ser canalizado para transformações em nosso físico e saúde. Basta que tenhamos autoconfiança, orientação, equilíbrio, disciplina, regularidade e muita vontade de vencer — ingredientes que não faltam à obra e vida de Danilo Ferraz. Agindo assim, você também poderá despertar seu faixa preta interior e usufruir de uma vida mais plena, saudável e ainda com o corpo que sempre sonhou.

Daniel Montalvão
Educador Físico e pós-graduado em Bodybuilding Coaching pela IFBB
Campeão Brasileiro de Fisiculturismo
Campeão Sul-Americano de Fisiculturismo
Vice-Campeão Mundial de Fisiculturismo

INTRODUÇÃO
UMA DECISÃO PARA A VIDA TODA

ELE JÁ HAVIA VIVIDO AQUELE MESMO MOMENTO EM SUA MENTE UMA centena de vezes antes mesmo da pistola anunciar a largada. Médicos, cientistas e matemáticos insistiam que era impossível alcançar o feito que ele estava prestes a arriscar sua vida para conseguir. "Quem tentasse tal façanha", alardeavam, "certamente morreria". Essas palavras ainda martelavam em sua mente quando se posicionou diante de um público de 3 mil pessoas sob o ardente sol vespertino de maio. O ano era 1954 e a distância entre o atleta Roger Bannister e seu sonho eram exatos *quatro minutos*. Durante décadas, especialistas ao redor do mundo disseram que a marca na milha, a prova "prima" dos 1.500m, era impossível de ser batida por conta das limitações do corpo humano. O tempo de 4m01s, estabelecido pelo atleta sueco Gunder Haess nove anos antes, parecia comprovar as teorias e sustentava uma verdade absoluta que se enraizara na mente dos competidores da categoria: completar a prova da milha em menos de quatro minutos era *impossível*. Bannister, um estudante de medicina de 25 anos, que dividia seu tempo entre os treinos e as aulas na universidade, duvidava disso. Humilhado por voltar das Olimpíadas de Helsinque de mãos abanando, o britânico tornou a quebra do recorde uma obsessão. Com essa obsessão, nasceu uma máxima que Bannister carregou consigo até a linha de chegada: *"Só porque disseram que é impossível, não significa que eu não vá conseguir"*. O cheiro da pólvora ainda estava no ar quando ele e seus rivais deram os primeiros passos na pista de Iffley Road. Numa tarde em que ventos de 40km/h o fizeram pensar em desistir da tentativa e numa pista arenosa — bem diferente da borracha sintética dos dias de hoje —, Bannister se lançou em um abismo do qual não sabia se retornaria. Seus pulmões queimavam e seus batimentos aceleravam a cada passo cansado. O cabelo molhado de suor emoldurava a face jovem e martirizada, sua consciência se esvaindo como o apagar de uma vela. Em retrospecto, revelou que pensou que estivesse morrendo. Ainda assim, recusou-se a desistir. Desmaiou dois passos depois de cruzar a linha de chegada. Quando o locutor anunciou o tempo oficial da vitória de Roger Bannister, não precisou passar do primeiro número para que o público explodisse em urros: *três minutos... cinquenta e nove segundos e quatro milésimos.* Como num passe de mágica, o impossível havia se tornado possível! Ao cruzar a linha de chegada em menos de quatro minutos, Bannister não havia simplesmente quebrado um recorde, mas uma barreira psicológica. Tanto que, meros 46 dias depois, seu recorde foi quebrado pela primeira vez. Desde então, a marca já caiu 17 segundos e centenas de pessoas alcançaram o mesmo feito que Bannister. Mas por que, antes dele, ninguém havia conseguido?

Roger Bannister certamente não é o único a alcançar um feito antes considerado inimaginável nos esportes. Veja Lance Armstrong: antes de ser diagnosticado com câncer testicular, em 1996, ele era um bem-sucedido ciclista. Após sua recuperação, se tornou uma lenda. Armstrong venceu a *Tour de France*, considerado um dos eventos mais difíceis do mundo — uma corrida de 21 estágios, cobrindo mais de 3.500 quilômetros — sete vezes consecutivas. Antes dele, ninguém havia conquistado a prova mais de cinco vezes. Em seu quarto, mantinha um cartaz com os dizeres: "A dor é temporária". Veja Michael Phelps: determinado em se tornar o maior medalhista de ouro em uma mesma Olimpíada, Phelps aproveitou para se consagrar o maior recordista mundial da história da natação, além de arrebatar oito medalhas de ouro nas Olimpíadas da China, em 2008. Pense em outros atletas, como Arnold Schwarzenegger, Michael Jordan, Lyoto Machida ou Neymar. O que eles têm em comum, além do prodigioso sucesso e inevitáveis fracassos? A resposta é... *eles tomaram uma decisão.*

É provável que você não esteja em busca de quebrar um recorde mundial ou superar a marca de Phelps nas Olimpíadas. Mas estou certo de que você deseja produzir resultados em sua vida que agora talvez lhe pareçam impossíveis. Sei disso pois houve um tempo em que eu também julgava impossível alcançar os resultados que almejava. Sempre acreditei que uma vida saudável é reflexo de uma corpo saudável. De que outra forma eu poderia usufruir do meu sucesso profissional e vida familiar senão cuidando de mim e da minha saúde? Acredito que era isso que Mario Quintana quis dizer quando escreveu: "O segredo é não cuidar das borboletas e, sim, cuidar do jardim para que elas venham até você". Durante um período da minha vida, no entanto, meu "jardim" estava abandonado. Cansado de tentar diferentes dietas e métodos de treinamento, estava comendo mal, ingeria açúcar demais e preferia ler sobre esportes do que, de fato, praticar um. Ectomorfo por natureza, meu peso foi minguando até eu me ver diante de uma balança cravada nos 60 quilos. Percebi, então, que meu corpo tinha se transformado em algo que eu não sentia que fosse *eu*. Um corpo fraco, frágil, de resistência baixa. Todo final de semana era obrigado a ficar em casa remediando uma gripe ou resfriado. Quando decidia sair, usava camisas de mangas compridas em pleno verão porque não queria usar nada que evidenciasse meu corpo — negligenciado, débil, flácido. Afinal, como eu havia descuidado tanto da minha saúde? O que isso significaria para o meu futuro? Como eu havia me permitido chegar àquele ponto?

ANTES DE COMEÇAR A ESCREVER ESTE LIVRO, ME FIZ UMA PERGUNTA PARA saber se realmente deveria escrevê-lo. Me indaguei, "O que teria acontecido se eu soubesse quando comecei a treinar tudo o que sei hoje?". Na certa, teria economizado muito tempo, muito dinheiro, muita frustração e atingido minha melhor forma anos atrás. Ao mesmo tempo, porém, entendo que tudo isso serviu para construir a base necessária para que eu chegasse em um plano de treinamento real e aplicável, uma espécie de filosofia ao invés de uma cartilha descartável de exercícios (você sabe, aquelas que encontramos às pencas nas bancas com capas reluzentes e letras volumosas e coloridas anunciando "Corpo de praia em 30 minutos" ou "Você sarado em 15 dias").

A maioria desses livros e revistas pregam soluções imediatas para problemas que são, em última análise, permanentes. A verdade é que não podemos culpar somente a mídia e as revistas *fitness* por esse fenômeno. Veja só a virada do ano. Todo mês de janeiro é a mesma cena: as academias lotadas de gente se acotovelando pelos mesmos aparelhos; as pistas de caminhada parecendo um aquecimento para a São Silvestre; e as redes sociais repletas de mensagens motivacionais que invariavelmente terminam com as três palavras que compõem o tripé da musculação do século XXI. Você pensou em "treino, dieta e descanso"? Errado. As palavrinhas mágicas dessa turma são "foco, força, fé". Mas afinal, para onde vão essas pessoas no mês seguinte? Será que trocam de academia? Optam por outro tipo de exercício? O foco muda de lugar? A fé se esgota? Como nós dificilmente veremos as respostas para essas perguntas no Globo Repórter, cabe a mim trazer a solução do enigma: nenhuma das alternativas anteriores. A verdade é que, na maioria das vezes, acabam retornando aos velhos costumes e hábitos alimentares depois que descobrem que não conseguiram o "corpo de verão em 7 exercícios fáceis" conforme prometido pelas revistas.

Minha meta ao escrever este livro, portanto, são três:

1. **Motivar e ajudar milhares de pessoas a entrar em forma de maneira saudável e real.** Sem mentiras, sem enganação. Com este livro, vou mostrar a você como é possível transformar seu corpo de modo simples e natural — sem gastar rios de dinheiro com suplementos ou passar horas por dia em uma academia.
2. **Democratizar a filosofia das Artes Marciais.** Assim como a água cristalina de um rio que se torna poluído, nós vivemos em uma época em que conceitos simples se transformam em labirintos complexos que nos distanciam cada vez mais da nossa real essência. Usando princípios das Artes Marciais, vou mostrar como você pode se tornar mais confiante, mais determinado e vencer seus principais desafios internos.
3. **Ir além da superficialidade e penetrar o complexo, de forma simplificada.** Neste livro, iremos além do "corpo em forma" para criar um plano de vida saudável, com flexibilidade, bem-estar e saúde, sem precisar fazer com que sua vida gire em torno disso para que se torne realidade.

As pessoas que alcançam grandes transformações pessoais seguem um caminho muito específico para o sucesso — e compartilharei alguns exemplos disso mais adiante. Afirmo isso com segurança, pois tive a oportunidade de trabalhar com vários atletas e, a essa altura, não precisaria ser nenhum gênio para entender que o sucesso deixa pistas, e que existem padrões de excelência aplicáveis em qualquer situação — e uma das chaves para um desempenho excelente em qualquer modalidade esportiva (ou qualquer objetivo na vida), é tomar uma decisão. É a decisão que separa o primeiro colocado dos demais; a pessoa que se mantém firme na dieta, e aquela que sempre deixa para começar "semana que vem"; entre aqueles que alcançam seus objetivos, e aqueles que param no meio do caminho. É claro que as pessoas possuem diferentes objetivos: algumas querem se destacar em uma determinada atividade desportiva, outras querem simplesmente emagrecer para ter uma qualidade de vida melhor, ou mesmo ganhar massa magra para otimizar a saúde. Mas, ao longo do tempo, ficou claro para mim — como ficará para você também — que independentemente do objetivo específico, aqueles que são capazes de promover grandes mudanças o fazem porque possuem um conjunto de valores e estratégias que os tornam faixa preta: imunes a qualquer distração, impulsionam suas performances e melhoram suas vidas. Como elas fazem isso? Mais importante ainda, como *você* pode reproduzir esses mesmos resultados, seja você um atleta profissional, um praticante de atividade física, ou simplesmente alguém desejando mudar de vida e conquistar o impossível?

Nos últimos anos, tive o incrível privilégio de compartilhar essas ideias com milhares de pessoas por meio de filmes, palestras, viagens e seminários. Ajudei não apenas lutadores, mas atletas fisiculturistas, maratonistas, jogadores de basquete, futebol e vôlei; adultos, idosos, jovens, crianças com necessidades especiais, pais e mães. Agora, tenho a oportunidade única de compartilhar o melhor do que aprendi com todas essas pessoas com você, leitor — e por isso lhe sou sinceramente grato.

O que há de mais notável no filosofia por trás do conceito de *Forma Faixa Preta* é que essa poderosa chave de realização está acessível a todos — desde um jovem britânico determinado a quebrar a barreira dos quatro minutos até um jovem garoto magricela nascido no interior de São Paulo fascinado por Artes Marciais. Pense no que você será capaz de realizar se apenas *decidir* utilizar tudo que aprenderá aqui. Arnold Schwarzenegger disse: "O verdadeiro significado da vida não é simplesmente existir, sobreviver. Mas crescer, prosperar, *conquistar!*" Sua decisão em ler este livro me faz acreditar que você possui essa coragem e faz parte de um grupo seleto de pessoas que *fazem* a diferença, que buscam a qualidade de vida e estratégias para a mudança que outros passam a vida apenas almejando.

Aplicando os princípios que você aprenderá neste livro, fui capaz de reproduzir em minha própria vida os resultados que almejava para meu corpo — e consegui fazê-lo de forma assertiva, estratégica e mensurável. A finalidade deste livro é apresentar princípios que lhe servirão de ferramenta para atingir o corpo, a postura e a mente de um faixa preta. Tudo isso começa com uma *decisão*. Ela será o combustível para as ações estratégicas que tornarão seu sucesso uma realidade irrefutável. Por esse motivo, eu lhe convido a tomar uma decisão poderosa agora: *decida* se comprometer com uma nova visão, um novo padrão de excelência para sua vida; *decida* alcançar o sucesso que deseja e merece se comprometendo a um padrão de resiliência e inabalável senso de valor próprio.

É essa decisão que, ao contrário de qualquer dor (ou dieta milagrosa), durará uma vida toda.

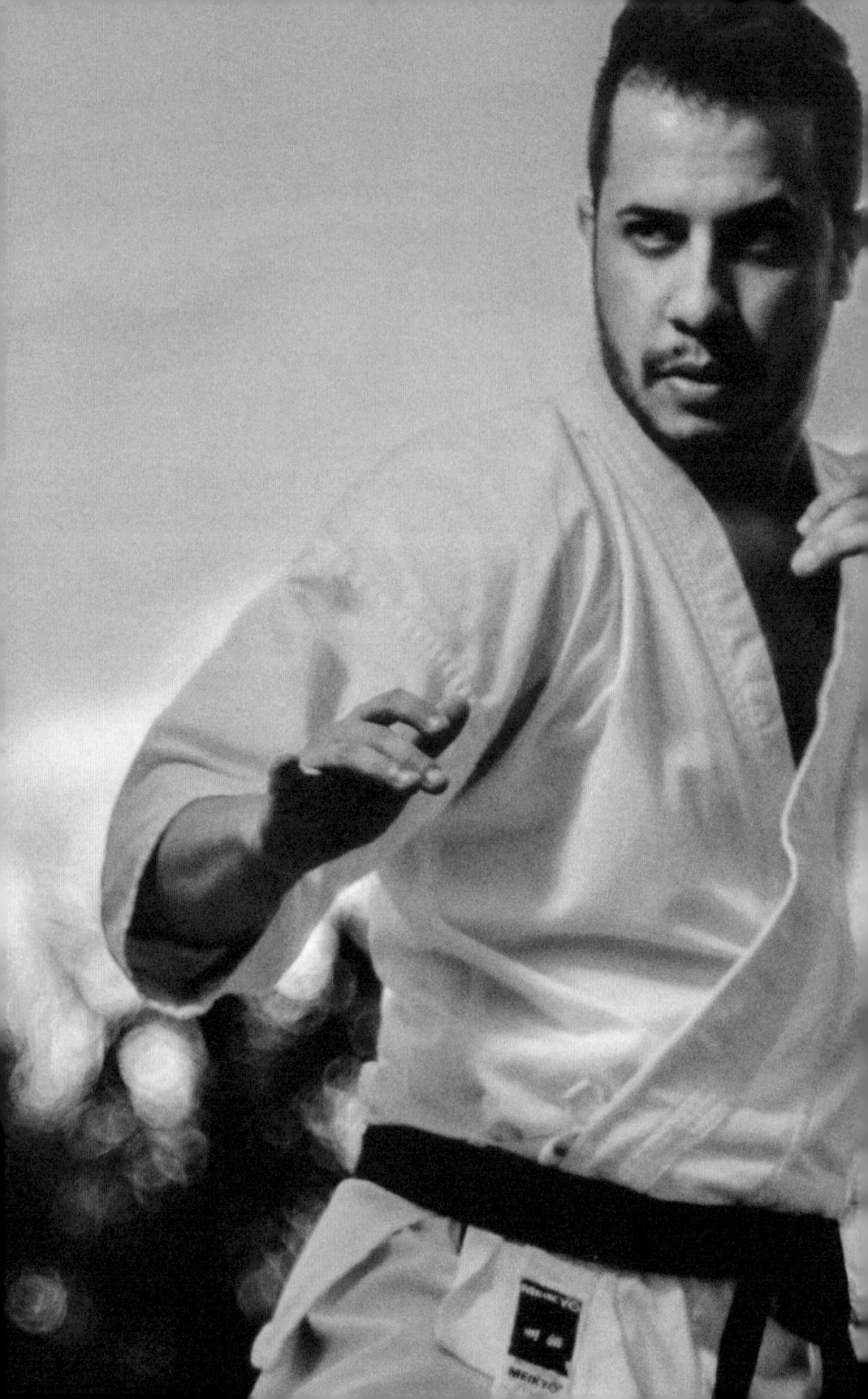

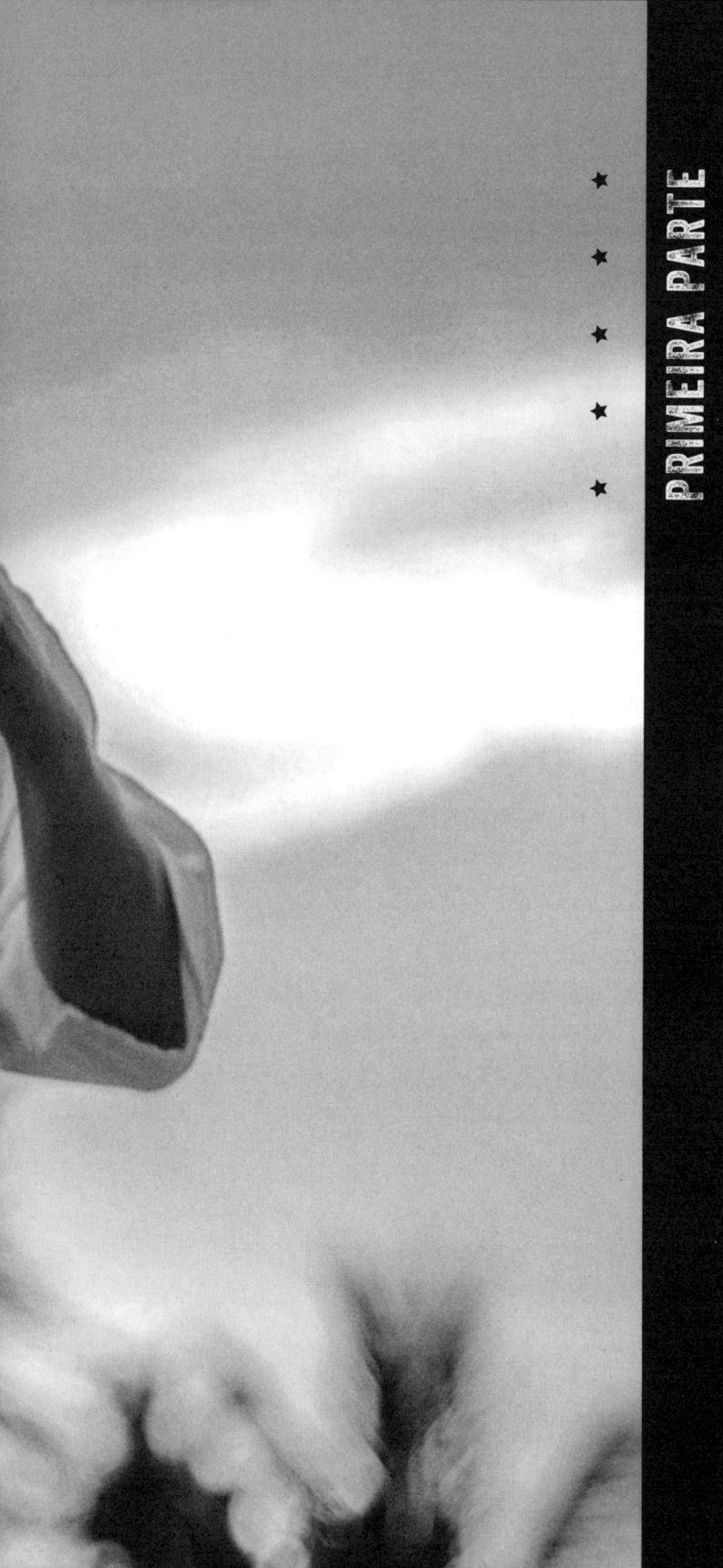

PRIMEIRA PARTE
O DESPERTAR DO MESTRE INTERIOR

ASSUMINDO O CONTROLE

Se eu pudesse destacar a principal qualidade de todo vencedor, em qualquer área que seja, essa certamente seria *determinação*. Não me importa se seu objetivo é perder peso, construir uma empresa, ou aprender uma arte marcial: a forma como você organiza seus recursos internos é o que vai determinar seu sucesso. Para isso, é preciso conhecer o incrível mestre que existe dentro de você e descobrir a ciência por trás da mente humana.

Nos tempos áureos da *Gold´s Gym*, era comum ver centenas de pessoas se aglomerando nos arredores da hoje lendária academia californiana para assistir os melhores fisiculturistas do mundo treinando. Aos olhos impressionáveis de um jovem, ver Arnold Schwarzenegger em seu auge, esmagando uma última repetição no supino, era como ver um semideus em ação. Mas para a comunidade ítalo-americana residente da área, o gigante austríaco não inspirava tanto quanto Franco Columbu. Com pouco mais de 1,65m, Franco era, peso por peso, um dos atletas mais fortes do mundo, e suas proezas de força atraíam verdadeiras multidões de crianças e adolescentes em busca de um herói. Em uma certa tarde ensolarada de 1975, Franco iniciou seu treino de pernas com 230 quilos no agachamento — algo comum para o titã italiano. Nesse dia, no entanto, Franco agachou com o peso nas costas e não conseguiu subir de volta. Arnold e alguns amigos que estavam em volta correram para ajuda-lo e, com muito esforço, repousaram a barra de volta ao suporte. Nesse momento, um grupo de garotos o avistaram e, com entusiasmo, rapidamente formaram um pequena plateia em volta de seu treino. Seus seguidores dariam trinta anos de vida para ser Franco Columbu por trinta minutos — mas, naquele dia, ele próprio não havia conseguido fazer um levantamento que era comum para seus padrões. Com o ego ferido e se sentindo humilhado, Franco esboçou um meio-sorriso, meneou timidamente com a cabeça para seus fãs e, cabisbaixo, se colocou novamente embaixo da barra. Certo de que o amigo fracassaria novamente, Arnold tomou Franco pelos braços e o levou para a parte de trás do ginásio, longe dos olhares curiosos dos fãs: "Franco, esses garotos pensam que você é um rei", ele começou. "Você não pode falhar de novo com esse peso ou eles vão voltar para a casa e dizer a todos que o grande Franco Columbu é uma farsa e não aguenta 250 quilos". Franco ouviu atentamente as palavras de Arnold e passou os minutos seguintes respirando profundamente e se preparando mentalmente para o exercício. Depois, caminhou com determinação até a barra de ferro que lhe aguardava. Como resultado, Franco agachou naquele dia 230 quilos para *oito* repetições, quando sua meta era, até então, seis!

Essa história, recontada pelo próprio Arnold Schwarzenegger uma dezena de vezes em entrevistas e artigos, exemplifica um dos pontos principais deste capítulo: sua mente é um dos "músculos" mais importantes na busca pelos seus objetivos. É ela que projeta a bússola que o seu corpo irá seguir. Determinação, motivação e o estabelecimento de objetivos começam na sua mente. Em qualquer esporte, consistência e repetição formam um elo intrínseco ao sucesso. Por isso, dominar a mente e desenvolver a capacidade de visualizar resultados pode ser determinante no cumprimento de suas metas.

Com todo esse poder à sua disposição, eu vou dizer uma coisa que você já sabe: o seu sonho é possível — se você aprender a utilizar todo seu potencial. E nada há de mágico ou místico no poder da mente. Trata-se, sim, de uma força propulsora capaz de transformar seus resultados a partir de novas conexões cerebrais. Falaremos sobre isso mais adiante.

O fato é que você tem, nesse exato momento, a capacidade única de transformar sua vida. Todos nós temos uma habilidade singular, um dom especial, que nos torna capazes de fazer a diferença a qualquer instante. E eu acredito que você tem essa mesma capacidade para transformar a qualidade de sua vida e começar a realizar seus sonhos agora! É essa capacidade que permite que seu coração bata mais de 100 mil vezes por dia sem você ter que sequer pensar sobre isso. É o poder que permite que seus olhos façam a distinção entre mais de 10 milhões de cores. É o mesmo poder que permite que você tome as decisões que podem mudar a sua vida a qualquer momento — como a que você tomou ao adquirir este livro, como a decisão de redefinir os padrões da sua vida e levar sua saúde e bem-estar físico a um nível de excelência.

Há anos que venho conversando com gente que falhou em seus objetivos de saúde e em várias metas que estabeleceram para si próprias. Tenho ouvido uma série de razões e desculpas como explicação de seus insucessos. Invariavelmente, porém, retornamos a um tema recorrente em todas essas justificativas: "não acreditei que fosse capaz".

E se eu lhe dissesse que é possível mudar a forma como você se sente de modo a evitar sentimentos de depressão e desânimo? E se eu lhe explicasse o funcionamento da mente humana de maneira que você pudesse manipular seus hábitos para criar mais oportunidades de crescimento e atitudes que condizem com seus objetivos? E se eu lhe guiasse em exercícios de meditação para atingir níveis de relaxamento capazes até mesmo de curar moléstias comuns ao nosso cotidiano, como gripe, dor de cabeça e insônia? E se eu lhe mostrasse como você pode usar sua mente para permanecer firme em seus objetivos, evitando retrocessos e ajudando a alcançar resultados incríveis?

Diariamente em todo o mundo, há pessoas que começam a treinar Artes Marciais ou desenvolver alguma atividade física com o intuito de perder peso, ganhar músculos, ou melhorar seus estilos de vida. Cada um deles deseja, um dia, alcançar seu objetivo. Acontece, porém, que a maioria dessas pessoas não se acredita capaz de alcançar tal objetivo. E não conseguem. Acreditando que é impossível ter sucesso em suas metas, eles tomam todo e qualquer obstáculo como um indício de que não servem para a coisa e que deveriam se conformar com o jeito que estão. Se colocam em um estado de total falta de recursos — emocionais ou físicos. Seja qual for o seu sonho, ele não se tornará real enquanto existir somente em sua imaginação. É preciso que exista *ação*. Neste momento, eu não conheço o seu objetivo específico, mas posso lhe garantir uma coisa: seu caminho não será livre de obstáculos. Eles podem vir na forma de falsos amigos, pessoas que não acreditam em você, distrações, desânimo, festas, álcool, dívidas, incerteza e outra infinidade de "pedras no caminho". Mas cabe a você se preparar para o sucesso e, acima de tudo, acreditar nele quando ninguém mais acreditar. Ainda que a dor esteja no meio do caminho, se você escolheu seus sonhos como companhia, o destino será sempre a *superação*.

O que nos leva a um outro grupo de pessoas: aquelas que descobriram seu "mestre interior", que acreditam realmente que obterão o sucesso e se lançam ao trabalho com a atitude de "eu vou conseguir". E, apoiadas nessa crença, superam obstáculos, transpõem abismos e se tornam a melhor versão de si mesmas, comprovando a máxima de Confúcio, que disse: "Aquele que diz que pode e aquele que diz que não pode têm ambos razão".

Há dois anos, um amigo meu me ligou desesperado. Disse que sua esposa havia lhe deixado, estava descontente com seu corpo, sua autoestima estava destruída e precisava retomar o controle de sua vida. Decidiu perder gordura e aumentar sua massa muscular. Muita gente lhe disse que ele não conseguiria, que estava gordo demais e, aos 48 anos, não estava apto à intensidade dos exercícios que a mudança física desejada exigiria. Esse amigo, porém, acreditava em si próprio e na sua capacidade de alcançar a mudança que sonhava. Prontamente admitiu que lhe faltava aptidão, que sua dieta havia sido péssima durante toda sua vida, e que não tinha experiência com nenhuma atividade física. "Mas", ponderou ele, "tenho força de vontade e estou determinado a mudar minha vida. Sei que vou desanimar vez ou outra, mas estou preparado para fazer o que for necessário". Você tem alguma dúvida de qual foi o resultado? É claro que ele alcançou seus objetivos e muito mais! Perdeu mais de 15 quilos, ganhou massa muscular e reassumiu o controle de sua vida pessoal e sua saúde.

Deixe-me compartilhar a história de outra pessoa com você, dessa vez uma mulher. Inserida desde cedo nos esportes, a atleta Sheila Vieira começou a praticar Judô com seis anos de idade. Tornou-se uma das mais estimadas especialistas em artes-marciais do Brasil, conquistando a faixa preta em Judô e Jiu-Jitsu, além de atuar profissionalmente como competidora na seleção brasileira de luta greco-romana. Com as competições, vieram os troféus e a tão sonhada classificação para as Olimpíadas — mas os louros não vieram desacompanhados de obstáculos. Após várias lesões e duas graves cirurgias na lombar, Sheila se viu aos 24 anos de idade paralisada e impedida de se mover da cintura pra baixo. Desesperada, Sheila buscou ouvir diversos médicos sobre sua situação, mas todos lhe deram a mesma devastadora notícia: Sheila jamais voltaria a andar. Para a maioria das pessoas, é aí que a história terminaria. Mas Sheila Vieira não era como a maioria das pessoas. Ela tinha uma mente blindada e sabia que as mesmas características que haviam lhe levado ao topo dos esportes de combate, também serviriam como resposta para sua situação. Ela decidiu o que queria e não desistiu até alcançar seu objetivo. Algum tempo depois, voltou a caminhar com a ajuda de muletas e, aos poucos, foi firmando seus passos rumo à uma improvável recuperação. "Todos os dias, eu mentalizava minhas pernas mexendo e eu lutando", ela me contou durante uma conversa. Depois disso, Sheila passou a levantar pesos para fortalecer a coluna e a região abdominal do corpo. Com vinte e seis anos, após tornar-se assídua da musculação, decidiu competir como fisiculturista e, desde então, sagrou-se campeã múltiplas vezes na categoria.

Sheila seguiu a fórmula que compartilho com você neste livro? Absolutamente. Teve a força mental para decidir o que queria; tomou iniciativas, buscou conhecimento e estratégias. Por fim, teve a atitude de agir independente das limitações que suas circunstâncias que impunham. Seu desejo de vencer era mais forte e mais poderoso do que qualquer coisa.

O mundo dos esportes é repleto de histórias similares: pessoas, famosas ou não, que tomaram a decisão de se tornarem excelentes, mesmo quando as condições eram adversas, e venceram. É provável que você, enquanto lê essas palavras, se lembre de alguém na sua vida que foi capaz de mudar algo sobre si e conquistou um objetivo que antes parecia distante. Ou mesmo algum momento em sua própria vida em que foi capaz de promover uma mudança significativa. Pode ter escolhido mudar de carreira, ou começar uma nova. Pode ser que tenha investido em uma capacitação, ou seminário, e com isso mudou seus hábitos. Talvez tenha decidido perder peso, parar de fumar, ou caminhar na represa. Mesmo sem saber qual decisão foi essa que você tomou, estou certo de que viveu um momento similar em sua vida. E, estou certo de que, com isso, experimentou emoções diversas; como frustração, alegria, convicção, medo e expectativa. Agora pense: o que você fez a respeito? Seguiu em frente ou desistiu? O ensinamento a se levar dessas histórias é simples e direto: As mudanças em seu corpo só acontecem após mudanças em sua mente! Cabe somente a você. Tome a decisão de conseguir e vá até o fim.

Para que isso aconteça em sua própria jornada, é preciso que você se comprometa agora em seguir firme no seu propósito. O sucesso, no sentido mais amplo e verdadeiro, deve ser conquistado por meio do domínio de nós mesmos. Sua dedicação e comprometimento com a mudança lhe trouxeram até aqui. É chegada a hora de gravar sua transformação em seu subconsciente e clamar sua nova *identidade*.

É hora de despertar seu mestre interior.

AINDA QUE A DOR ESTEJA NO MEIO DO CAMINHO, SE VOCÊ ESCOLHEU SEUS SONHOS COMO COMPANHIA, O DESTINO SERÁ SEMPRE A SUPERAÇÃO.

AS TRÊS INTELIGÊNCIAS DO GUERREIRO

DE ACORDO COM UMA PESQUISA REALIZADA PELA IMPERIAL COLLEGE de Londres, existe algo de único e especial sobre a estrutura cerebral de um faixa preta. No estudo, publicado em 2012 na revista *Cerebral Cortex*, os pesquisadores descobriram que o segredo dos lutadores mais experientes estava na capacidade de coordenar a velocidade máxima do ombro e do punho. Um movimento bem executado, eles constataram, significa que o sistema nervoso foi treinado a ponto de enviar os impulsos para certos músculos, fazendo esses músculos se contraírem exatamente na fração de segundo correta. Essa interação permitia maior aceleração e impacto do golpe. "Os atletas faixa preta de Karatê conseguiram aplicar seus golpes com um nível de coordenação que os principiantes são incapazes de produzir", afirmou Ed Roberts, professor do Departamento de Medicina do Imperial College de Londres e um dos autores do estudo. Em seguida, os cérebros dos dois grupos foram escaneados e aqueles que davam os golpes mais fortes apresentavam mudanças na composição da substância branca, estrutura que transmite sinais entre as regiões cerebrais. Quanto mais prolongado for o treinamento, maiores são as mudanças nas conexões do sistema nervoso. Os cientistas também descobriram que a meditação influenciava as mudanças na estrutura da matéria branca dessa região cerebral dos atletas.

Nesse exato momento, cem bilhões de neurônios em seu cérebro trabalham com o mesmo potencial grandioso de um faixa preta. Para a maioria das pessoas, no entanto, esse potencial fica adormecido, encoberto por frustrações e rotinas do cotidiano, engessado pela mesmice do pensamento comum. O desafio da minha vida tem sido resgatar a excelência oculta em nós, acender o fogo que dorme em nosso interior em forma de centelha, e liberar a força ativa de transformação existente na mente humana. Para isso, é preciso conhecer o que eu chamo de As Três Inteligências do Guerreiro.

Antes de falarmos sobre as Três Inteligências, vamos compreender alguns pontos fundamentais que regem o nosso comportamento. Nas Artes Marciais, todo conhecimento se traduz em autoconhecimento. Ao tomar consciência do próprio corpo, por exemplo, passamos a diferenciar a esquerda da direita, a altura de um golpe ou medir a distância para bloquear um ataque. Essa atenção continua no dia seguinte, quando notamos as respostas do corpo aos estímulos dados em treino, seja na forma de aumento de força, flexibilidade ou condicionamento. Esses elementos compõem as variáveis externas — que se relacionam com a quantidade de peso que levantamos, quantos exercícios fazemos, quanto tempo descansamos entre uma tarefa e outra. Essa é a parte que a maioria das pessoas conhece e à qual a maioria dos treinadores focam suas atenções.

A parte menos debatida — e ainda mais importante — é o jogo interno — o lado mental de se obter e manter uma boa forma física. É somente através do domínio da mente que o atleta consegue transpor os desafios que inevitavelmente se apresentarão em seu caminho, uma vez que seu sucesso depende da harmonia entre os complexos físicos e emocionais. Pense em um trem com vários vagões: odo sistema que abarca e compreende vários elementos e aspectos distintos, cuja multiplicidade possui relação de interdependência, tem de ser congruente. Suas partes têm de trabalhar em sinergia, cada ação se apoiando na outra — seja um instrumento musical, um veículo férreo, um computador ou o cérebro humano. Se duas partes codependentes vão em direções opostas, perde-se a sincronia e o objetivo final não é realizado. É assim também com a mente humana, e certamente é verdade para o praticante de Artes Marciais.

Uma pesquisa realizada em 2010 pela Associação Americana de Psicologia apontou que a falta de força de vontade é o obstáculo número um enfrentado pelas pessoas na realização de seus objetivos. Pense nisso por um instante. Imagine, por exemplo, um jogador de futebol de olhos vendados. Ainda que esteja com a bola nos pés e possua habilidade para dominá-la, dificilmente conseguirá passar pelos obstáculos em campo ou mesmo chutar pro gol — se é que saberá em qual direção seu gol está. Visualize a mesma situação, dessa vez com um jogador de basquete em uma quadra. Sem se localizar dentro do mapa, sua busca pelo objetivo se torna inviável. O mesmo acontece com uma pessoa que tenta alcançar seus objetivos sem conhecer o funcionamento do próprio cérebro — ficam perdidas, sentem que não conseguem controlar suas vidas e se decepcionam consigo mesmas quando finalmente desistem por viverem à mercê de suas emoções mais primais.

Entender este mapa é uma tarefa desafiadora. No inverno de 1973, o professor Peter Kouzmich Anokhin, da Universidade de Moscou, fez sua última declaração pública sobre o estudo que conduzira durante 60 anos sobre a natureza das células cerebrais. Sua conclusão, publicada em um artigo intitulado "A formação da inteligência natural e artificial", dizia:

> *"Nós constatamos que cada um dos dez bilhões de neurônios no cérebro humano tem outras bilhões de possibilidade de conexões! Se um único neurônio tem essa capacidade, não podemos imaginar o que o cérebro todo é capaz de fazer. Isso significa que o número total de combinações do cérebro é quase infinita. Nenhum humano existente é capaz de usar toda a capacidade de seu cérebro. Por esse motivo, não aceitamos qualquer estimativa pessimista quanto aos limites do cérebro humano. Não tem limites."*

Contamos hoje com grandes avanços em nossa capacidade de compreender a mente humana. Um desses avanços veio na forma dos estudos do Dr. Paul MacLean, neurocientista e ex-diretor do Laboratório do Cérebro e Comportamento, do Instituto de Saúde Mental dos EUA. De acordo com MacLean, o cérebro humano é dividido em três unidades funcionais diferentes, cada uma representando um extrato evolutivo do sistema nervoso dos vertebrados. São eles: o cérebro Reptiliano, o cérebro Límbico e o Neocórtex. Sua afirmação tinha como base o estudo evolucional de várias espécies moleculares, concluindo que, embora possuam funções distintas, as três camadas exercem grande interatividade entre si durante nosso dia a dia.

Neocórtex
razão

Sistema límbico
emoções

Cérebro reptiliano
instintos

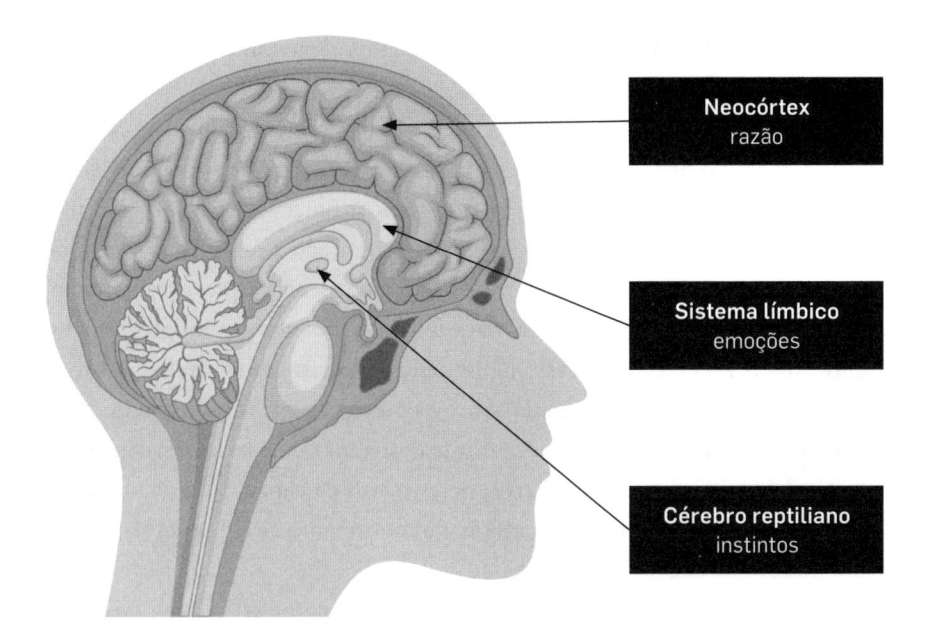

O cérebro Reptiliano recebe esse nome pela sua capacidade de promover reflexos simples, o que ocorre também em répteis. É situado na base do crânio e comanda suas atividades primárias, como respirar e reagir a ataques externos. O cerebelo controla os movimentos, enquanto o tronco cerebral controla a digestão, reprodução, circulação e respiração. Com esse desígnio básico de sobrevivência, o cérebro Reptiliano nos conecta ao resto do mundo animal e perpetua as características de preservação territorial e dominância social, presente em humanos e bichos.

O segundo nível do cérebro envolve o sistema Límbico, nível de organização cerebral e primariamente responsável pelas emoções. Também chamado de Cérebro dos Mamíferos Inferiores, conta com a amídala, que liga eventos a emoções, e o hipocampo, responsável por converter informações em memória de longo prazo. A partir desse sistema, torna-se possível regular os impulsos habituais do cérebro Reptliano, além de invocar sentimentos como raiva, compaixão, medo e pena. O fato deste nível funcional do sistema nervoso trabalhar no mesmo complexo do hipocampo, responsável pela retenção de informações, nos oferece uma boa pista sobre como sentimentos como motivação, desânimo e determinação, de fato, acontecem.

O neocórtex é onde a mágica acontece. Correspondente a mais de 70% da massa cerebral, o neocórtex, latim para "nova casca", é o que torna possível o raciocínio verbal e lógico-matemático, bem como as funções cognitivas; permite ainda um processo social e emocional mais aprimorado. Embora não seja uma exclusividade da espécie humana, a evolução do neocórtex, presente também nos roedores e noutros pequenos mamíferos e primatas, tomou proporções significativas no estímulo dessas habilidades entre os *homo-sapiens,* motivo pelo qual exercemos dominância sobre as outras espécies no planeta. Não apenas esse complexo sistema nos permite desfrutar a beleza de nosso mundo, mas também nos permite sobreviver nele através da capacidade de planejar, hipotetizar, concatenar novos paradigmas e continuamente desenvolver nossas habilidades e inteligência.

Com esse conhecimento podemos concluir que, como seres humanos, ninguém nasce mais determinado que o outro — nós somos *condicionados* a isso, já que possuimos a mesma capacidade de desenvolver as áreas correspondentes ao ponto que desejamos melhorar, tornando o potencial do nosso cérebro verdadeiramente ilimitado. Na verdade, você poderia estudar centenas de livros, horas a fio, todo os dias de sua vida, e a capacidade de processamente e armazenamento de seu córtex se esgotaria em quatro séculos, aproximadamente. Em outras palavras, sua capacidade intelectual é ditada pelos seus hábitos e pelo constante estímulo de sua mente. Dessa forma, pessoas de sucesso não adquirem hábitos em consequência de seus êxitos — seus êxitos são consequência de seus hábitos.

De fato, a cascata de informações bioquímicas e mensagens eletroquímicas que são transmitidas de um lado para outro em nossa mente todos os dias é, em termos microscópicos, como as cataratas do Niágara. Mas como transformar esse complexo sistema de impulsos e armazenamento em resultados para seu corpo, sua mente e sua vida?

O tecido nervoso é composto por milhões de neurônios, que são células especializadas na condução de impulsos elétricos. Cada célula cerebral (neurônio) contém um vasto complexo eletroquímico e um poderoso processador e transmissor de informações que, apesar de sua complexidade, caberia na cabeça de um prego. Cada uma dessas células tem a aparência de um polvo, com um corpo central e centenas — ou milhares — de tentáculos. Essas ramificações são como os galhos de um árvore, radiando do núcleo dessa célula, e funcionando como antenas para a captação de sinais elétricos que se transmitem através do axônio, uma grande extensão do corpo celular, que se conecta à outros neurônios ou à células de outros tecidos, como músculos e glândulas. Uma informação, portanto, apenas é transformada em conhecimento se as redes neurais do córtex forem *fisicamente reconfiguradas* — como no caso dos atletas de Karatê estudados pela Imperial College de Londres, citada no início do capítulo.

Mas como isso acontece? Bem, o cérebro é composto por milhares de caminhos neurais. Toda ação que você toma, cria novas conexões. Cada vez que você repete tal ato, o caminho se fortalece e aquela conexão se torna uma "pegada" dentro da sua mente — tornando-se mais fácil de seguir, ou seja, um hábito. Por exemplo, pense na primeira vez que você amarrou seus sapatos. Você teve que pensar bem para concluir aquela ação, certo? É possível que tenha usado alguma técnica para se lembrar do que fazer com os cadarços, tentando reproduzir uma "orelha de coelho". Quando você o fez, criou uma conexão física, um tênue fio neural que lhe permitiu acesso àquela ação uma segunda vez no futuro — e uma terceira, quarta, quinta, e assim por diante. A repetição armazenou este comando no seu inconsciente e reforçou a conexão neural, aumentando a resistência da mesma. Agora, tornou-se automático, e você amarra seus sapatos sem mesmo notar. Para isso acontecer, sinapses foram desfeitas, outras ativadas e caminhos foram refeitos. Dessa forma, essa conexão se torna um *caminho neural*, que nos leva a um comportamento automático e consistente. Em outras palavras, é possível recalibrar a sua neurologia, reformular sua neuroplasticidade cerebral e criar novos caminhos sinápticos no cérebro que o levam ao sucesso.

Sabendo disso, você toma conhecimento da sua capacidade de reeducar sua mente e, consequentemente, seu corpo e reassumir o controle da sua vida. Para fazer isso de forma assertiva e mensurável, vamos nos aprofundar nas Três Inteligências do Guerreiro. Comecemos com a primeira, a Inteligência Focal.

INTELIGÊNCIA FOCAL

Existe um motivo pelo qual os antigos textos Samurais falavam tanto da importância de "estar no momento": as artes de combate marciais foram desenvolvidas em épocas de guerra, tomando como ponto de partida batalhas onde perder a atenção significava perder a vida. Para tornar seus guerreiros mais fortes e, principalmente, mais atentos, os antigos refinaram a arte da Inteligência Focal. Para um lutador, a pior coisa que se pode fazer é se preocupar com o passado, ou tentar antever o futuro, pois isso lhe tira a atenção do único momento no qual ele pode agir — *o agora*. Mas não é somente no campo de batalha que a Inteligência Focal se faz necessária.

Um famoso estudo desenvolvido pelos pesquisadores Christopher Chabris e Daniel Simons exemplifica o poder e importância deste princípio: eles criaram um vídeo no qual dois grupos de jovens jogavam uma bola de basquete entre si e o telespectador era desafiado a contar quantas vezes a bola trocava de mãos entre os jogadores de um determinado time. Em um dado momento, um homem em fantasia de gorila atravessava por entre os jogadores, que continuavam jogando a bola entre si sob o olhar atento dos telespectadores. Ao término do vídeo, perguntava-se quantas vezes a bola havia sido passada entre eles. Entre os palpites, constatou-se que poucos haviam sequer notado que um homem fantasiado de gorila havia aparecido na tela, tamanha atenção estavam destinando à bola. Este fenômeno, conhecido como atenção seletiva, pode ser explicado pelo SAR, ou Sistema de Ativação Reticular. Trata-se de uma parte do tronco encefálico que está envolvida em ações como os ciclos de sono, o despertar e, principalmente, o filtro de estímulos sensoriais, a fim de distinguir os estímulos relevantes do estímulos irrelevantes.

A seguinte situação ilustra bem esse pensamento — e provavelmente já aconteceu com você: ao andar pela casa, seu pé topa com um móvel qualquer e acerta seu dedinho, fazendo-o se contorcer de dor por alguns segundos. Nos dias seguintes, você parece não conseguir andar meio metro sequer sem bater o mesmo dedo em algum lugar e então se pergunta: "Como posso ser tão azarado?" Ou então você compra um carro novo e em seguida começa a ver o mesmo modelo, da mesma cor, por toda parte onde vai. A mesma explicação pode ser dada para ambos os casos. Os móveis não estão perseguindo seu dedo e é claro que os carros já estavam circulando por aí há tempos. O que mudou foi o seu *Foco*. E é essa a tarefa do SAR — filtrar o excesso de informações que nos bombardeia a todo minuto e condensar somente aquilo que nos interessa, transformando-se, assim, em Foco.

Mas como ajustar o nosso SAR de forma que auxilie na busca por novos objetivos e exercer o máximo de nossa Inteligência Focal? A resposta está na meditação.

A meditação, comumente referenciada em inglês como *restful alertness* (termo que pode ser traduzido como um estado de alerta relaxado), vem sendo objeto de estudo da medicina ocidental por mais de cinco décadas. Os esforços inaugurais nesse sentido foram empreendidos nos anos 60, pelo médico cardiologista americano Herbert Benson, fundador do Instituto Médico Mente-Corpo, da Universidade de Harvard, nos Estados Unidos, que iniciou uma corrente de estudos sobre as alteração químicas e fisiológicas estimuladas pela prática do relaxamento profundo. Entre seus estudos, Dr. Benson descobriu que de 60% a 90% das consultas médicas poderiam ser evitadas, caso as pessoas usassem sua capacidade mental para combater de forma natural o estresse, as aflições, as tensões e os medos que são causadores de problemas físicos. Ao mesmo tempo, o cérebro usa o tempo em silêncio para estabelecer novas conexões, se desvencilhando de crenças limitantes. O fortalecimento da mente e refinamento do SAR vem como consequência do profundo exercício da disciplina mental.

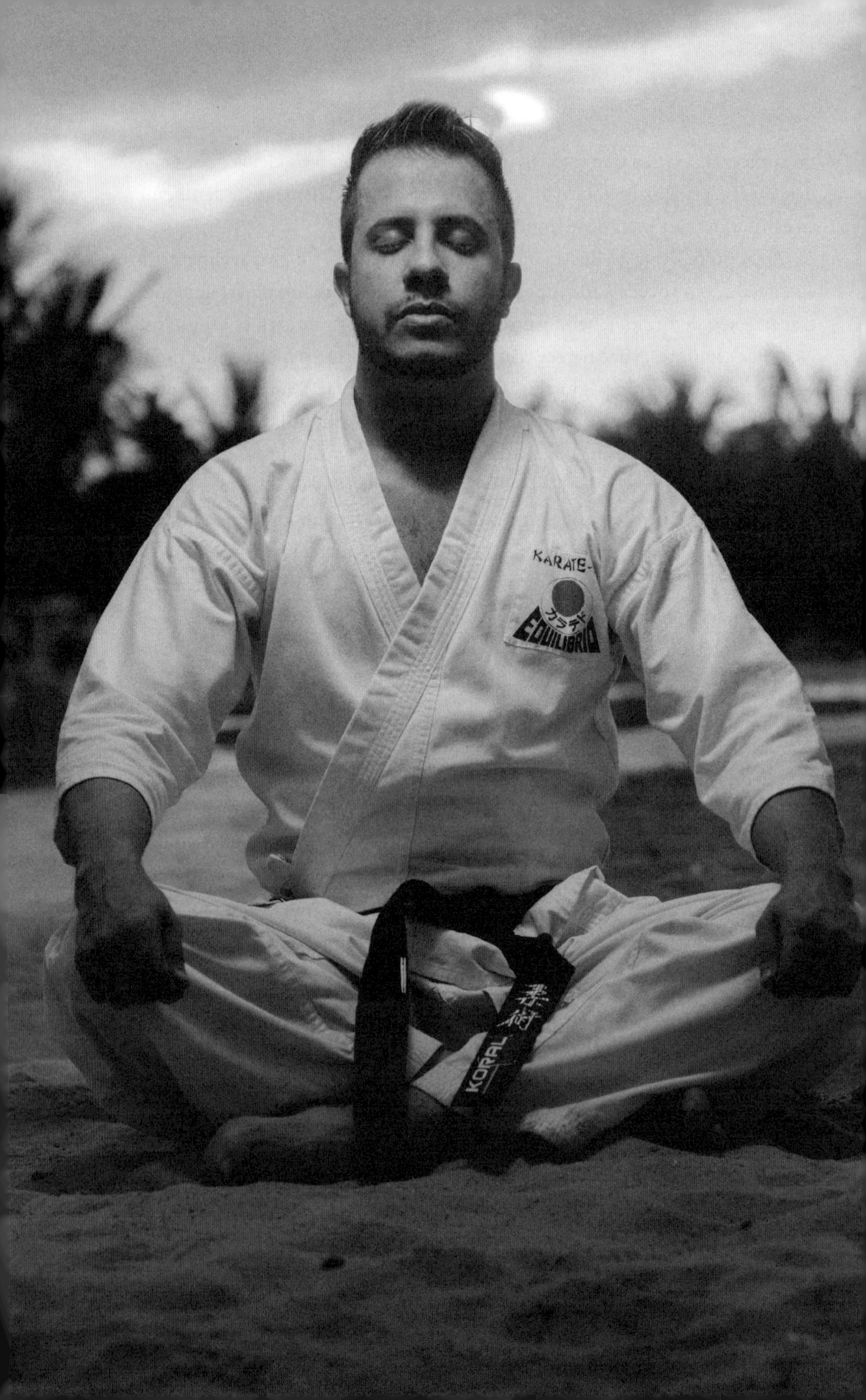
KARATE-
EQUILIBRIO
KORAL

> **O que acontece quando você exercita a inteligência focal**
>
> - A meditação promove maior girificação — processo pelo qual a superfície do cérebro, o chamado córtex cerebral, sofre alterações para criar fendas estreitas e dobras. O resultado é que o cérebro se torna capaz de processar informações mais rapidamente, além de um reforço na formação das memórias e melhoria na capacidade de tomar decisões.
> - Ao focar sua atenção, seja em sua própria respiração ou em um ponto fixo como a chama de uma vela, altera-se a frequência das ondas cerebrais, diminuindo o estresse, ansiedade, depressão e pressão arterial.
> - A meditação aumenta os níveis de produção de dopamina e serotonina, neurotransmissores responsáveis pelas sensações de felicidade e bem-estar.
> - Com a sincronização dos batimentos cardíacos com a respiração e as ondas cerebrais, ocorre aumento na porcentagem de células T, auxiliando na imunidade.
> - Melhora a função cognitiva, foco e atenção através do aumento da massa cinzenta, camada externa ao cérebro responsável pelo processamento das informações que recebemos e raciocinamos.

INTELIGÊNCIA FOCAL NA PRÁTICA

Existem diversas formas de meditação. Seja ela a modalidade que for, o segredo da meditação é sua prática regular. Nosso objetivo nesse programa é condicionar a mente e prepará-la para o sucesso do treinamento que segue. Para isso, adote esse exercício como parte constante do seu desenvolvimento mental, seguindo as instruções.

- Escolha um lugar tranquilo, sem barulho e sem interferências. Use roupas confortáveis.

- Sente-se em uma posição confortável — em uma cadeira ou no chão. Relaxe o ombro, deixe as mãos caírem naturalmente sobre as pernas, com as palmas para baixo. Mantenha o dorso ereto, respeitando a curvatura natural que lhe é característica. Isso garante que o fluxo de energia do corpo aconteça sem barreiras. Concentre-se, a princípio, na sua própria respiração. Isso ajuda a esvaziar a mente e permite que se aproxime de sua própria energia interior. Não tente dirigir seus pensamentos. A intenção é não pensar. Se algo lhe vier à mente, apenas volte a se concentrar na sua respiração com tranquilidade.
- Para atingir um nível mais profundo de relaxamento, inspire profundamente durante 5 batidas do coração. Segure o ar por 3. Solte-o pela boca durante 4 batidas. Repita este exercício respiratório por cinco minutos ou por quanto tempo se sentir confortável.
- Com a diminuição da frequência cardíaca e cerebral, projete em sua mente uma tela inteiramente branca. Para refinamento do SAR, comece a preencher essa tela com uma imagem que represente seu objetivo. Pode ser uma versão mais saudável de você; uma meta específica sendo realizada, ou um hábito que deseja abandonar. Foque nessa imagem tempo o suficiente para que seu cérebro crie novas conexões em torno daquela visão. Permita que ela ganhe cores, sons e movimento.
- Finalize o exercício de forma sutil e devagar. Não se levante bruscamente. Volte a se concentrar em sua respiração, dessa vez inspirando e exalando de forma mais natural. Sinta todo o seu corpo voltando à sua frequência inicial. Permaneça sentado, em silêncio, por, pelo menos, um minuto. Só então abra os olhos.

Paradoxalmente, a ansiedade é uma das sensações mais experimentadas por quem se inicia na meditação — e a razão disso é, comumente, a preocupação com o desempenho. As pessoas ficam preocupadas com a tendência da mente em vaguear ou em não estarem fazendo certo. Mesmo uma meditação agitada, porém, pode ser uma boa oportunidade para que se observe o diálogo interno da mente. Quando focamos na batida do coração ou na própria respiração, estamos dominando o nosso SAR e habituando a mente a determinar seu

Foco. O objetivo principal da meditação, portanto, não é o relaxamento em si, mas a tomada de consciência. O relaxamento torna-se um efeito colateral do domínio da mente. Com o tempo, você se tornará capaz de desacelerar a mente com mais facilidade, à medida que compreende que não pode haver fracassos onde não se há ambição; o anseio pelo relaxamento ou por um determinado resultado é anulativo ao real propósito da meditação. Dessa forma, terá a íntima compreensão de que Inteligência Focal não é algo que "você faz", mas que "acontece através de você".

No folclore japonês, conta-se que três espadachins sentaram-se à mesa de uma pensão e começaram a tecer impropérios e ofensas em voz alta a um senhor na mesa vizinha, esperando incitá-lo a um duelo. Ele parecia não nota-los, até que os comentários cresceram em volume e grosseria. Ele então levantou seus pauzinhos e, com movimentos ágeis, pegou quatro asas de mosca e as repousou lentamente ao lado do prato. Os comentários cessaram e os espadachins prontamente se retiraram do local, em absoluto silêncio. Eles sabiam que um homem que atingiu tão alto domínio de uma arte revela sua presença mental em cada ação, ficando evidente pela imperturbabilidade e estado de plenitude do mestre, que ele possuía a destreza de um poderoso guerreiro e pleno domínio sobre si mesmo.

Da mesma forma, a meditação é uma forma de Arte Marcial. Diante de um ataque da mente, devemos avaliar não a origem e as razões de tal devaneio, mas sim nossa postura em relação a ele. Se acaso se entregar a sentimentos de tensão e ansiedade provocados pela inquietude, estará aceitando o convite de sua mente para entrar na guerra. Em vez disso, aprenda a adotar a postura de um faixa preta: mova-se graciosamente para o lado e deixe os pensamentos correrem sem engajá-los na luta, preservando a essência do momento em sua totalidade.

Ao aprimorar sua Inteligência Focal, você estará controlando a principal ferramenta na materialização de suas intenções. Isso porque o seu desempenho pessoal, profissional, ou atlético, nunca será maior do que o desempenho de sua mente. Ou seja, seu mundo exterior sempre será um reflexo do seu mundo interior — seus valores, suas crenças, seu *foco*. Esses três pilares, que fazem parte do nosso inconsciente, são essenciais para programar sua mente para os resultados que deseja. No entanto, por desconhecer o funcionamento do cérebro humano, a maioria das pessoas passam a vida sem se dar conta disso e, como consequência, nada do que aprendem, sabem ou fazem tem grande importância ou gera frutos, pois pensam demais no passado e se preocupam excessivamente com o futuro. E tal como os frutos de uma árvore, as experiências que temos na vida — por vezes amargas, por vezes doces, ora escassas, ora abundantes — são diretamente relacionadas às suas raízes, à sua fundação, e o tempo dedicado à formação desta. Em outras palavras, é o invisível aos olhos que faz toda a diferença. É o tempo dedicado aos estudos, à meditação, ou à leitura de um livro como este, que será recompensado com frutos doces e abundantes. É assim na natureza, é assim com nós.

Quanto mais bem ajustado é nossa Inteligência Focal, mais rapidamente atingimos nossos objetivos. Esse Foco se transforma em entusiasmo, energia que desconhece derrota. Dessa forma, Inteligência Focal não é apenas um termo, ou uma sugestão; é uma força vital que podemos dominar e usar em nossas vidas. Ao ajustar o SAR e eliminar as informações que não são essenciais ao seu sucesso, sua mente se transforma em uma espécie de imã para as coisas que são, de fato, importantes, atraindo oportunidades que podem ajudá-lo a alcançar suas metas.

O acionamento dessa poderosa chave neurológica através da prática diária do exercício exemplificado neste capítulo pode, literalmente, transformar sua saúde em questão de dias e direcionar seu foco para o único momento que um guerreiro sabe que pode agir — *o agora*.

INTELIGÊNCIA CORPORAL

Antes de falarmos sobre a segunda Inteligência, deixe-me lançar uma pergunta que eu espero que você responda a si mesmo: nossa mente muda nosso corpo? Isto é, nossos pensamentos e sentimentos podem inconscientemente se traduzirem em expressões físicas? Se você já viu uma pessoa cabisbaixa, com a testa repousada sobre as mãos, e presumiu automaticamente que ela estava chateada, certamente respondeu positivamente essa pergunta.

Como pudemos compreender no decorrer deste capítulo, existem várias ferramentas capazes de auxiliar e acelerar seu desenvolvimento antes de fazer sequer o primeiro exercício físico. A Inteligência Corporal é uma delas. Eis um fato a se considerar: em um estudo conduzido com cegos congênitos, pesquisadores notaram que, ao finalizar uma tarefa esportiva, eles comemoravam jogando os braços pro alto, em sinal de vitória — mesmo sem nunca ter tido uma referência visual desse tipo de comunicação não-verbal. Muitas pessoas não se dão conta, mas somos psicólogos naturais. Você sabe, por exemplo, ao ver uma pessoa caminhando cabisbaixa, tórax afundado e ombros baixos, que ela está chateada com alguma coisa. Sabe também que uma pessoa está feliz quando a vê com uma expressão suavizada, respiração funda e postura ereta. Essas referências arquetípicas de linguagem corporal vêm de muito além da psique humana, se estendendo ao universo animal, onde mamíferos apresentam os mesmos trejeitos comportamentais para sinalizar emoções semelhantes. Esse conhecimento nos dá base para afirmar que nossa mente é, de fato, capaz de mudar nosso corpo.

O mesmo princípio é usado quando buscamos o efeito reverso. Se deseja relaxar a mente, há certas ações específicas que você pode comandar em sua linguagem corporal para comunicar essa intenção à sua mente: relaxar os ombros, respirar mais profunda e lentamente, e coisas assim.

Um estudo recente desenvolvido por uma equipe de cientistas norte-americanos apontou as causas desse efeito e realçou as ramificações que nossa linguagem corporal exerce sobre nossa mente e estado emocional. Nessa experiência, os estudiosos colheram amostras de saliva de dois grupos. Depois, colocaram um dos grupos em uma sala, onde todos deveriam reproduzir posições de fraqueza: cabeça baixa, ombros caídos, tórax afundado. Em outra sala, pediram que o segundo grupo adotasse posições poderosas: postura ereta, cabeça erguida, corpo empertigado. Passados alguns minutos, colheram novas amostras de saliva de ambos os grupos. Ao compararem os resultados das amostras, os pesquisadores concluíram que, no primeiro grupo, ocorrera um aumento significativo de cortisol, considerado o hormônio do stress, e uma proporcional diminuição de testosterona, hormônio que desencadeia sensação de bem-estar e felicidade. Já no segundo grupo, que fizera as posições de poder, o resultado foi um aumento de testosterona e diminuição de cortisol. A sensação de bem-estar proposta por uma linguagem corporal apropriada é uma chave poderosa para se atingir seus objetivos, principalmente quando consideramos o mecanismo natural do cérebro em filtrar as informações, como pudemos verificar na primeira Inteligência.

Ser atento à linguagem corporal nos permite criar estratégias. Por que algumas pessoas parecem não se interessar por atividades físicas? Por que alguns treinos parecem não render? Por que algumas pessoas parecem estar sempre cansadas? A resposta pode estar na forma como usam o corpo. Se uma pessoa recebe uma informação num estado rico de recursos, de maneira alegre, prazerosa, ou até mesmo triste e traumática, a emoção a ela associada fará com que a informação seja gravada. No entanto, se a informação foi recebida com indiferença, será descartada pelo cérebro em pouco tempo. Ao ajustarmos a nossa linguagem corporal, permitimos que as emoções geradas pelo corpo fortaleçam o processo de mudança.

O que diferencia uma pessoa que atinge suas metas físicas de uma que desiste no meio do caminho? A diferença raramente se baseia apenas em suas respectivas capacidades físicas. É o estado mental que determina o modo como pensam, sentem e agem — e os resultados disso. Assim, a correta utilização da Inteligência Corporal pode ser a ponte de acesso aos seus estados mentais/emocionais mais poderosos.

Para nos ajudar a criar esses estados a partir da Inteligência Corporal, usamos o princípio de resistência dinâmica. Essa técnica não requer pesos ou elásticos. Tudo que vai precisar é seu próprio corpo, pois a resistência dinâmica provocará a contração dos músculos de forma contínua durante todo o movimento. O exercício é inspirado no *Kanku Dai,* kata originário da região de Shuri, ilha de Okinawa, praticado pela escola Shotokan de Karatê. Seu nome significa "contemplar o céu".

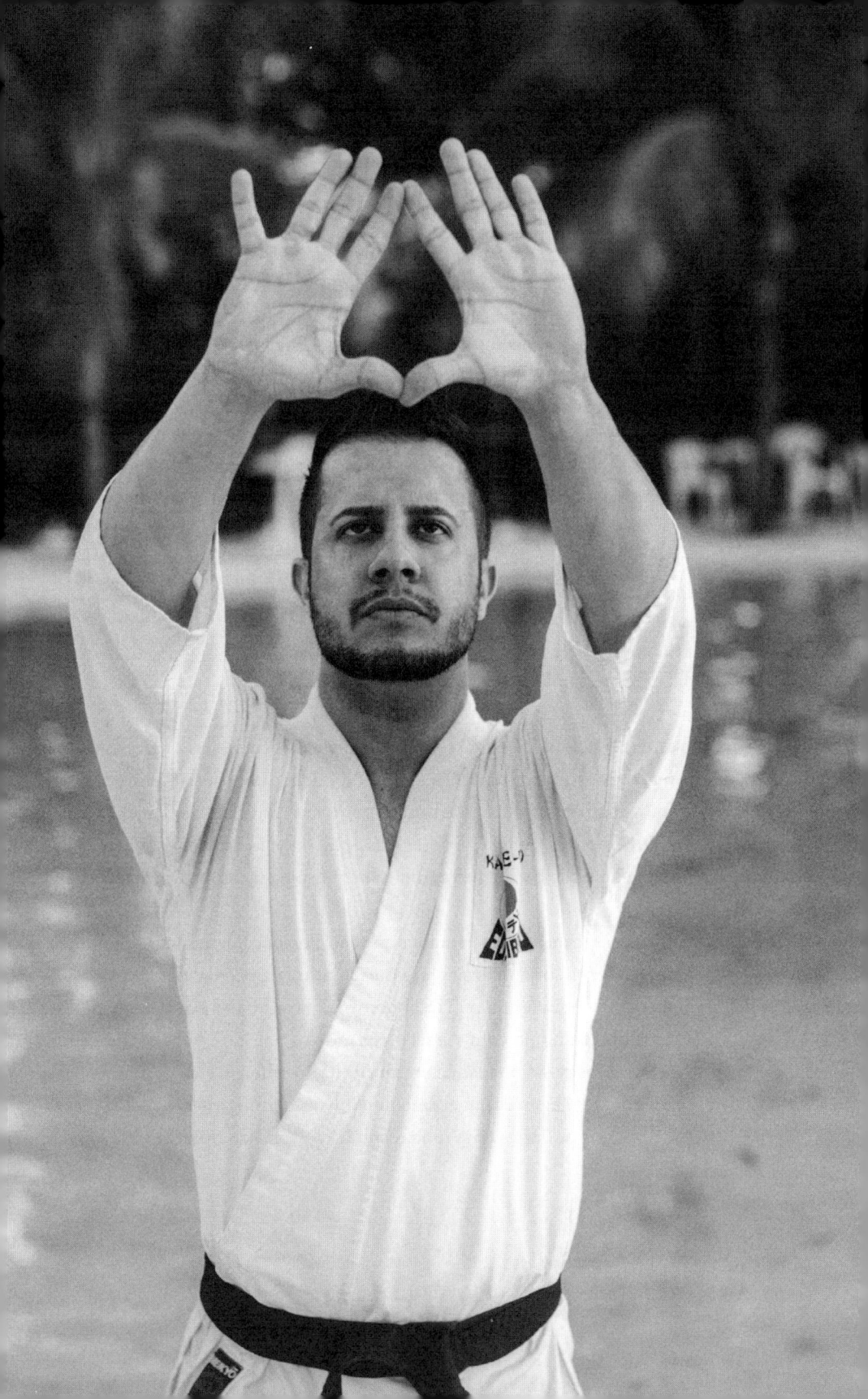

> **O que acontece quando você exerce a inteligência corporal?**
>
> - Energia instantânea: o exercício de resistência dinâmica aumenta o fluxo sanguíneo do corpo, fazendo com que se sinta mais ativo e enérgico.
> - A prática regular deste exercício melhora o equilíbrio do corpo, o controle dos movimentos e a flexibilidade do praticante.
> - O alongamento reduz dores nas costas, ombros, braços e pernas, reduzindo a inflamação das áreas doloridas a partir do fluxo sanguíneo acelerado.
> - Ao fadigar os músculos em contração, aumenta-se a efetividade do seu treino, facilitando o processo de queima de gordura e ganho de músculos.
> - Aumento de testosterona e redução dos níveis de açúcar no sangue.

INTELIGÊNCIA CORPORAL NA PRÁTICA

Com este exercício, você estará recrutando diversos grupos musculares, ao mesmo tempo que estimula sua neurologia a responder a uma postura corporal forte, promovendo uma reação bioquímica positiva e resultando em mais energia. Caso queira medir as reações fisiológicas a partir deste simples exercício, pode usar um medidor de batimento cardíaco no pulso para comprovar sua eficácia.

- Com os pés firmemente plantados no chão, flexione ligeiramente os joelhos. Você vai sentir, imediatamente, a musculatura da perna se contraindo.
- Em seguida, enrijeça a região abdominal para estabilizar o movimento. Forme um triângulo com as mãos, tocando os polegares e dedo indicador.
- Com as mãos posicionadas na mesma linha do umbigo, eleve lentamente os braços para até além da cabeça, acompanhando o movimento com o pescoço. Encha os pulmões com uma respiração profunda durante essa porção

do exercício. Certifique-se de que, durante todo o movimento, os músculos da perna, abdômen e braços estão contraídos e tensionados. Imagine-se movendo contra a resistência de um lamaçal.
- Traga os braços novamente para baixo pela sua lateral, esticando-os em um movimento circular, contraindo especialmente os músculos dos ombros, dorso e peitoral. Solte o ar pela boca, esvaziando os pulmões.
- Repita o movimento pelo menos três vezes.

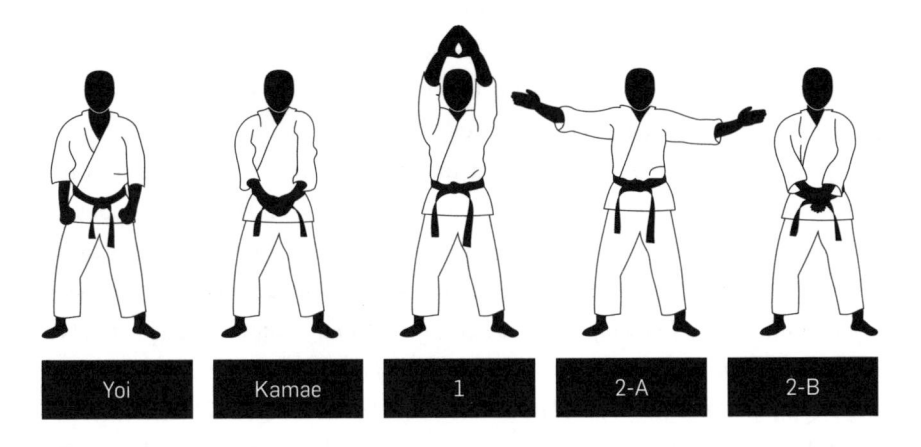

| Yoi | Kamae | 1 | 2-A | 2-B |

INTELIGÊNCIA VERBAL

"Palavras têm poder".

Você provavelmente já ouviu essa frase. Mais do que isso, é provável que tenha até constatado sua veracidade: pode ser que tenha se emocionado com as palavras de uma canção, ou se magoado com o que alguém disse. Talvez tenha se motivado com as palavras de um palestrante, ou expressado seu carinho por alguém em forma de poema. Seja como for, palavras governam o mundo. São elas a nossa mais fundamental distinção dos animais, a essência do aprendizado e do compartilhamento de ideias, as palavras criam uma ponte entre a compreensão e o caos por centenas de gerações. Seja escrita ou falada, a palavra tem servido como a mais importante ferramenta para líderes e pensadores. Na ordem certa, palavras podem formar textos que serão lidos anos após sua morte e seu uso eficiente pode transformar emoções em ações poderosas que moldam o destino de um povo. Quando Dom Pedro I se levantou, a 7 de setembro de 1822, na colina do Ipiranga, em São Paulo, diante da escolta que o acompanhava e declarou "Independência ou morte!", suas palavras acenderam uma chama intensa que finalmente extinguiu a soberania portuguesa que há tempos nos mantinham submissos. Como resultado, o Brasil se tornou uma pátria livre, como ainda hoje é.

Bons escritores conhecem o efeito poderoso das palavras. Paul McCartney, autor de centenas de músicas dos Beatles, usava uma seleção eficaz de palavras para descrever emoções e conectar seu público com suas músicas. Em suas composições, Paul respeitava uma ordem básica: nos versos, falava de circunstâncias; no refrão, onde o impacto emocional é maior, falava de emoções. A música "The Long and Winding Road" vem à mente: no primeiro verso, ele canta *"A longa e sinuosa estrada / que leva até sua porta / jamais desaparecerá / Eu já vi essa estrada antes / Ela sempre me traz até aqui / Conduz-me até a sua porta"*. No refrão, descreve sentimentos: *"Muitas vezes eu fiquei sozinho / e muitas vezes eu chorei / De qualquer forma, você nunca saberá / O quanto eu tentei"*. Paul também entendia que palavras simples, como "você" e "eu", ajudavam a estabelecer uma conexão pessoal com o ouvinte, aproximando-o de seus experiências (essas duas palavras, aliás, são as duas mais usadas em todo o repertório do quarteto britânico: 2262 e 1736 vezes, respectivamente). Não por acaso, pessoas de diversas idades se emocionam ao ouvirem os Beatles e atrelam as canções do grupo a momentos especiais de suas próprias vidas.

A pluralidade de palavras também oferece importantes paletas para a sobrevivência humana. Os Esquimós, nome dado aos povos indígenas que habitam no extremo Norte da Terra, possuem dezenas de palavras diferentes para descrever a neve. Pode parecer desnecessário, mas faz sentido quando consideramos os diferentes graus de severidade que o frio pode atingir nessas regiões. Para eles, precisão verbal para descrever as condições do gelo é crucial, uma vez que inúmeras de suas atividades — como condições para caça, mobilidade e construção de iglus — dependem diretamente dessas variações.

Palavras podem ser usadas para expandir emoções fortalecedoras e empolgar uma nação. A repetição de uma palavra ou frase pode sintonizar o público a um sentimento poderoso e transcendental. Foi assim na década de 1960, com o discurso comovente de Martin Luther King sobre seu sonho de igualdade racial, e também em 2008, com o *slogan* simbólico que transformou o sonho do reverendo King em um projeto de governo multiétnico-cultural estadunidense: "*Yes, we can*" ("Sim, nós podemos").

O poder das palavras pode ser positivo ou destrutivo. A maioria das pessoas, no entanto, desconhecem o efeito destes símbolos. Por esse motivo, algumas palavras estão sendo repensadas — é o caso de "obrigado". Antes considerada uma das "palavrinhas mágicas" que compõem o manual da boa educação (ao lado de "com licença", "desculpe" e "por favor"), a palavra "obrigado" tem sido com frequência substituída por "gratidão". O motivo é a origem de ambas e o significado embutido em cada uma: na língua portuguesa, a forma de agradecimento "obrigado" veio do latim *obligatus,* termo que expressa o reconhecimento de uma dívida entre quem recebe um favor ou serviço e quem o faz — como a própria palavra indica, uma espécie de "obrigação" moral na qual nos tornamos, dentro dos termos da palavra, devedores. Por outro lado, "gratidão" vem do latim *gratia,* que significa "agradável" — um reconhecimento positivo pelo que se recebe ou lhe é concedido. Como no caso das canções de McCartney, é uma palavra que evoca um sentimento e surge como a mais elevada expressão de apreciação, que propele à vivência de um sentimento universal e enobrecido.

O poder que a palavra confere à quem sabe usá-la é enorme. Hitler ascendeu à liderança de uma das mais proeminentes nações do mundo, a Alemanha, ganhando a admiração da população e persuadindo as forças militares a tomar a Polônia em 1939, dando início, assim, à II Guerra Mundial e liderando um dos maiores genocídios da História. Antes disso, Adolf Hitler, que nasceu na Áustria, era um pintor medíocre e sem perspectivas, que havia deixado seu país de origem para fugir do alistamento no Exército. Qual era a arma deste homem? A palavra!

As palavras podem ferir ou curar, inspirar ou desmotivar. Podem servir de representação do nosso universo interior e transformar, como num passe de mágica, nosso estado emocional. Pense, por exemplo, na palavra "desafio". Não projeta imagens diferentes e tem um impacto emocional mais positivo do que "problema"? Ninguém gosta de problemas, mas adoramos um bom desafio! Muitas pessoas têm consciência disso, mas se esquecem de avaliar como o seu próprio vocabulário tem influenciado suas vidas. Experimente perguntar para pelo menos cinco pessoas por que levantam todas as manhãs para trabalhar. Invariavelmente, respondem "porque tenho contas para pagar" ou "porque não tenho outra escolha". A intensidade emocional latente nessas respostas é essencialmente negativa e em nada colabora para que essas pessoas tenham uma vida feliz. Por outro lado, podem responder "porque amo o que faço" ou "porque sei que a cada dia que trabalho estou mais próximo de abrir meu próprio negócio", e experienciar sensações totalmente diferentes. A mesma coisa acontece com as pessoas que têm o hábito de dizer que "odeiam" algo. Como vimos na primeira inteligência do Guerreiro, nossa Inteligência Focal deve ser direcionada àquilo que *queremos*, e não o contrário. Na extinta rede social Orkut, a comunidade com mais membros no Brasil se chamava "Odeio segunda-feira". Você acha que essa escolha de palavra pode permitir que a pessoa tenha uma segunda-feira divertida, fascinante, desafiadora e produtiva? Dificilmente. E o mais surpreendente na decisão de "odiar" a segunda-feira é que ela *sempre* estará lá! Odiar tal dia é determinar que mais de 50 dias do seu ano serão péssimos. Um péssimo negócio, não é mesmo?

    Se não está convencido do poder que sua escolha de palavras exercem sobre seu cotidiano, considere o seguinte exemplo: alguém lhe pede que você vá até a cozinha e pegue o sal. Incerto sobre onde o condimento está guardado, você rebate: "Não sei onde está o sal!". Ela insiste que você procure e, muito a contragosto, você larga o que está fazendo e se dirige à cozinha em busca do sal. "Eu não sei onde está o sal..." você murmura entre os dentes enquanto abre e fecha armários e gavetas, sem sucesso. Por uma última vez, você reafirma o que, agora, é incontestável: *"Eu não sei onde está o sal!"*. Furiosa, a pessoa se levanta e, em um único movimento, agarra o frasco de sal e o segura a um palmo de seus olhos: "O que é *isso*?" Estava na sua frente o tempo todo! Mas a constante a repetição da frase "Não sei onde está o sal" fez com que seu cérebro não quisesse torná-lo um mentiroso e simplesmente ignorou a presença do frasco na prateleira.

A maioria das pessoas, porém, não se dão conta de como seu próprio vocabulário está limitando suas vidas. Durante anos, tenho observado o poder de mudança que as palavras são capazes de proporcionar. Para ilustrar a sofisticação dessa técnica — e os resultados que podem ser obtidos com ela —, gostaria de dar o exemplo de uma situação em que ela foi aplicada para alavancar os resultados de um atleta profissional de MMA. Lembro-me de ter sido convocado pelo treinador deste atleta, que estava encontrando dificuldades em superar o nervosismo que antecedia suas lutas, prejudicando toda sua preparação. Segundo o que o atleta me disse, a ansiedade lhe roubava noites preciosas de sono; a mera menção da data da luta lhe embrulhava o estômago e o nervosismo acumulado por essas experiências impediam que ele se alimentasse de forma correta. O problema era que ele — e todos à sua volta — definia essas sensações como sinais de medo. Para mim, no entanto, estava claro que essas eram sensações naturais, às quais ele precisava apenas dar um novo significado. Sugeri então que ela trabalhasse um novo termo para definir o que sentia. Para isso, fiz perguntas para levantar as diferentes associações que ele tinha armazenadas em sua mente e chegamos a uma nova seleção de palavra para descrever aquela experiência: *excitação*. Com essa simples mudança, ele reconquistou a autoconfiança e, em pouco tempo, passou a lutar em eventos cada vez maiores. O poder das palavras ficou claro nessa instância: ele antes vinculava *as mesmas sensações* ao medo, enquanto o outro termo remetia seu batimento cardíaco acelerado e seus sinais fisiológicos alterados à uma experiência incrivelmente única e poderosa de utilizar tudo o que sabia — que é, afinal, o motivo pelo qual ele havia decidido disputar campeonatos em primeiro lugar.

O mesmo ocorre com nossos objetivos de saúde e bem-estar. Diariamente vejo pessoas reclamando da rotina de treino ou lamentando a dieta que estão seguindo, usando palavras como "tortura" para descrever a vida que escolheram levar. Ou então, referem-se a si mesmas como "fracassadas" quando não conseguem seguir um plano de exercícios. Pense em como isso altera a percepção dessas pessoas sobre o que fazem e onde pretendem chegar. Que significado tem as palavras que você usa com mais frequência na sua vida? Suas representações verbais são positivas ou negativas?

Para cada pessoa, a visão que tem de si é diferente — e a forma como ela se define diz muito sobre como ela conduz sua existência, podendo, inclusive, influenciar de forma definitiva sua vida pessoal e profissional. É provável que você já tenha lido ou ouvido em algum lugar a frase célebre do ator e diretor Charlis Chaplin, na qual ele define a vida como "uma peça de teatro que não permite ensaios". Sua definição era justificada logo em seguida, quando dizia "por isso cante, chore, dance, ria e viva intensamente, antes que a cortina se feche e a peça termine sem aplausos". Para ele, a vida devia ser vivida a todo custo, suas experiências deveriam ser memoráveis — e, de fato, foram. Não obstante, declarou em outra ocasião que "a vida é maravilhosa se não se tem medo dela". Para algumas pessoas, a vida é um "universo de possibilidades" ou "uma caixinha de surpresas". Para outras, pode ser um "beco sem saída" ou "uma guerra". Pode imaginar como suas abordagens — atitudes, reações, motivações — serão distintas entre si? Tudo isso remonta ao que chamo de *identidade*.

Todos temos uma identidade. A forma como você se vê, do que acredita que é capaz. Ela pode ser uma atribuição inconsciente, resultante dos eventos em nossa vida, ou uma escolha consciente. Quando permitimos que nossa identidade seja ditada por fatores externos, corremos o risco de ter todas as áreas de nossa vida afetada. Se você se enxerga como uma pessoa determinada, por exemplo, certamente terá uma maneira diferente de ver a vida, de se comportar e de agir do que um pessimista. Quando fiz este exercício e me redefini de modo diferente, escolhi palavras que representavam meu desejo mais ardente naquele momento. Escrevi em um papel *Força Ativa de Transformação,* como minha nova identidade. Tenha em mente que, na época, eu não era ator ou escritor. No entanto, minha ânsia por mudança era latente e usei aquele momento para expandir minha visão de quem eu era e do que era capaz. Me certifiquei de que não mais me deixaria limitar por meu passado e minhas decepções, que não me permitiria desanimar pela forma como me enxergava no espelho. Determinei, naquele momento, que não mais me importaria de onde vim, mas sim onde queria chegar. Me permiti ser moldado por essa visão que me inflamava por dentro. Me lembro dessa identidade adotada sempre que vou subir em um palco ou gravar uma cena, e peço que Deus me use como um instrumento de transformação, capaz de influenciar e motivar o máximo de pessoas possível a cada palavra, a cada golpe desferido. Recentemente, me emocionei ao finalizar um seminário, no qual uma senhora de 62 anos disse ter se matriculado em uma faculdade de Nutrição por causa do impacto que uma entrevista minha tivera nela. *Força ativa de transformação.*

Hoje, por conta dos meus livros, treinamentos e aparições em programas de TV, dezenas de pessoas me procuram todos os dias para revelar como meu trabalho impactou suas vidas — saltos incríveis de autoconfiança, respeito próprio e poder pessoal — e, a cada relato, tenho mais certeza de que adotei uma identidade que me empodera e me aproxima dos meus sonhos. Por isso, quero que você redefina agora sua identidade, mudando instantaneamente as habilidades que demonstra, as metas que traça e o poder que possui para alcançá-las e transformar outras vidas no processo. Sua nova identidade deve ser fortalecedora e um reflexo de tudo aquilo que deseja conquistar e ser.

Seja como for, o fato é que não existem respostas certas ou erradas — mas sim visões que lhe empoderam, ou limitam. Faça uma análise de qual foi a sua resposta e, se julgar necessário, experimente utilizar outras palavras para definir sua nova identidade.

Ao afirmar essa nova identidade com sua escrita, você enviará um sinal específico para o seu córtex cerebral de que seu comprometimento é definitivo e poderoso. Use o espaço a seguir para assumir sua nova e fortalecedora identidade.

CRIANDO UMA VISÃO INSPIRADORA

AGORA QUE VOCÊ CONHECE O PODER DO SEU FOCO, ENTENDE A INFLUÊNCIA do seu corpo sobre seus estado e possui uma identidade fortalecedora e poderosa através do domínio das Três Inteligências do Guerreiro, é hora de estabelecer metas e objetivos claros através de uma visão inspiradora. O primeiro passo para conquistar o corpo que você sonha e a melhor saúde da sua vida é tornar o invisível em visível — ou seja, estabelecer metas específicas que você precisa atingir dentro de um determinado período para se sentir satisfeito com o progresso de seu corpo e de sua vida. Simples, certo? Nem tanto. É fácil dizer que queremos nos parecer com um herói de ação ou uma supermodelo, mas é importante que sua meta seja, ao mesmo tempo, realista e desafiadora.

O que quero dizer com "realista"? Basta olhar as propagandas que vemos nas revistas e programas de televisão todos os dias. Mais do que qualquer outro período na história, a indústria do consumo se apoia no marketing do corpo perfeito para vender seus produtos. Promessas falsas e imagens apelativas propõem um ideal de beleza física atingível apenas com horas de maquiagem, iluminação perfeita e pós-produção através de programas de aperfeiçoamento de imagem computadorizados. É claro que as pessoas que vemos nesses anúncios têm todo o mérito por se manterem em forma e atraentes, mas o produto final nem sempre condiz com a realidade. Em outras palavras, nem mesmo a verdadeira Gisele Bündchen se parece com a Gisele Bündchen que conhecemos das capas de revista. O mesmo se aplica para os ídolos do fisiculturismo, que se apresentam nos palcos após meses de dieta restrita e preparação para deixar cada músculo do corpo aparente. Há um longo caminho a percorrer até que a população em geral entenda a distância entre os padrões de beleza impostos pela mídia e a realidade. Mas os primeiros passos precisam ser dados, e um deles é compreender a sua individualidade genética.

Nenhum corpo é igual a outro, tampouco são os resultados que cada um obtém através dos estímulos de exercícios. Em outras palavras, ainda que você comece a treinar junto com um amigo e siga o mesmo plano de treinamento e alimentação que ele, é possível que seus resultados sejam completamente diferentes. Isso se deve à diferença dos biótipos — características herdadas geneticamente por cada indivíduo. Isso deve ser levado em consideração ao projetar resultados que cabem dentro do código genético inerente a cada pessoa. O corpo humano se divide em três subcategorias básicas de biótipo. São as seguintes:

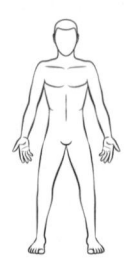

Ectomorfo: É naturalmente magro, possui juntas menores e baixa gordura corporal. De ombros mais estreitos e cintura fina, possui metabolismo rápido e, por isso, tem grande dificuldade em aumentar o peso corporal, seja através do acúmulo de gordura ou ganho de massa muscular. Ectomorfos famosos: Frank Zane (fisiculturista); Michael Phelps (nadador); Bruce Lee (ator); Conor McGregor (lutador).

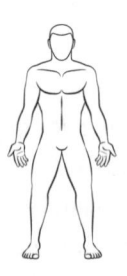

Mesomorfo: Controla com facilidade o ganho ou perda de peso, tanto no que se refere a gordura quanto a massa muscular. Possui a estrutura óssea ideal para a prática de exercícios físicos com peso. Os ombros largos e a cintura estreita dão a impressão de que são "naturalmente em forma". Mesomorfos famosos: Arnold Schwarzenegger (fisiculturista e ator); Mike Tyson (pugilista); Serge Nubret (fisiculturista).

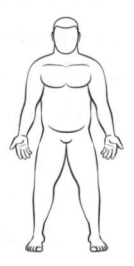

Endomorfo: Naturalmente pesado, possui muita facilidade em ganhar peso e apresenta maior retenção de gordura localizada. Tem ombros largos e cintura idem. Endomorfos famosos: Hafthor Bjornsson (ator); Tank Abbot (lutador); Fedor Emelianenko (lutador).

Como deve ter notado a partir dessa explicação, as coordenadas gerais do seu corpo são resultantes de um padrão geneticamente estabelecido. Isso não significa que um Endomorfo não possa ser magro ou ganhar músculos, e sim que terá mais dificuldade em ter uma cintura fina que assemelhe a de um Ectomorfo. Uma vez compreendido isso, se torna mais fácil substituir os "sonhos" por "metas".

Não ter um propósito claro e definido é a razão pela qual muitas pessoas desistem de suas metas. Muitos pensam que possuem uma visão de vida, mas não tem nada de definido sobre ela. Eis um exemplo claro: dinheiro. Quando pergunto ao público de minhas palestras quais são seus maiores sonhos, muitos se apressem em dizer que é "ter mais dinheiro". Costumo carregar algumas moedas no bolso da minha calça para essas pessoas. "Aqui", eu lhes digo oferecendo a moeda, "mais dinheiro para você". Eles costumam rir e dizer que querem mais do que isso, então lhes ofereço outra moeda. Eventualmente, percebem que devem ser mais específicos com o que almejam. Uma visão vaga e indefinida trará resultados idem. A razão é simples: ao ter uma visão clara e precisa do que deseja, organizamos nossos recursos e energia em torno dele, criando, assim, uma estratégia sólida e conducente ao objetivo final. O mesmo acontece quando buscamos transformar nosso corpo: sem um objetivo claro em mente e um plano de execução, você irá dispersar sua energia em diversas direções que jamais lhe conduzirão ao triunfo.

Você com certeza já conheceu pessoas assim, que parecem estar sempre perdidas e sem pista alguma do que estão fazendo. Vão para uma academia, depois para outra. Começam uma dieta mirabolante, então mudam para outra. E o resultado insiste em não aparecer. O problema delas é simples: não sabem o que querem. Mas afinal, como você pode criar uma visão inspiradora sobre você, seu corpo, sua saúde e sua vida? A resposta está no seu *por quê*. Pense nisso. Por que deseja mudar seu corpo? É só para ter mais músculos (ou menos gordura) no corpo? Eu duvido. Muito provavelmente, você associa essas mudanças à forma como se sentirá quando se livrar dos quilos indesejados e poder projetar sua autoestima para o mundo de forma positiva e sincera. Entenda que essas mudanças são apenas um pretexto para algo muito maior — sua *qualidade de vida e a forma como se sente sobre você*.

Se quiser chegar a algum lugar com sua dieta e treinamento, é indispensável que saiba que lugar é esse e ter uma visão cristalina de onde está, para onde vai e como vai chegar lá. Isso não significa que você deva ter todas as respostas na ponta da língua — apenas que deve começar a considerar tais indagações. Estou convencido de que uma grande parcela dos desafios enfrentados por qualquer praticante de atividade física se deve à qualidade das perguntas que ele faz a si mesmo. Uma pergunta como "Por que não consigo perder peso?" vai gerar respostas bem específicas sobre o assunto — e nenhuma positiva. E se, em vez disso, a pessoa se perguntasse: "De que formas posso adaptar meu dia e meus hábitos para que tudo que eu faço me ajude a perder mais peso?", ou "Como posso buscar mais conhecimento sobre dietas e métodos de treinamento?" Uma simples mudança na qualidade das perguntas provocará uma avalanche de novas possibilidades.

Por isso, colocar suas metas no papel é essencial para que você visualize o que está te movendo em torno desse objetivo. Você deseja ser mais saudável, confiante, física e mentalmente forte? Que roupas vestirá quando isso acontecer? Veja e sinta você na pele dessa pessoa que você deseja se tornar e observe todas as qualidades que ela exibe: simpatia, carisma, energia, vitalidade. Enxergue-se vivendo essa nova vida, brincando com seus familiares, sorrindo ao receber elogios de amigos e colegas. Perceba que, conforme sua visão de futuro se torna mais clara e definida, seu passado se torna mais distante e nebuloso. Quem você *era* não exerce mais poder sobre você.

Antes de você começar a escrever suas metas em um papel, quero lembra-lo do poder de fracionar essas informações. Eu explico: pode ser que seu objetivo final seja, no momento, muito distante da sua realidade. Se prender a ele logo de cara pode desmotivá-lo e impedir que você tome as medidas necessárias para, enfim, alcançá-lo. A solução para isso é fracionar suas metas usando uma ferramenta chamada WAR™ (do inglês, *"Guerra"*), sigla do método de metas que desenvolvi para artistas marciais, dividindo-as em três categorias: metas de processo *(way)*, metas de desempenho *(ability)* e metas de resultado *(results)*. Dessa forma, você poderá se manter motivado com sua própria evolução, antevendo os obstáculos e fazendo os ajustes necessários para o resultado final. Vamos entender como elas se relacionam entre si.

- **Metas de processo *(Way)*:** Referem-se aos passos necessários para tornar aquela ação uma realidade. Exemplo: matricular-se em uma academia, agendar-se para se exercitar quatro vezes por semana, seguir uma dieta balanceada.
- **Metas de desempenho *(Ability)*:** Objetivos voltados a otimizar sua performance baseado na superação de desempenhos anteriores — geralmente expressados de forma numérica. Exemplo: melhorar o tempo pessoal em uma corrida, aumentar o número de repetições em um exercício ou aumentar a carga em um movimento de musculação. Torna-se útil à medida que evidencia seu progresso e funciona como motivação para a criação de novos objetivos.
- **Metas de resultado *(Results)*:** Finalmente, a meta que expressa seu objetivo final. Pode se referir ao peso corporal após um determinada período ou a uma medalha de ouro em uma competição.

Não é difícil entender a lógica por trás da criação de metas do método WAR™ e da necessidade de se especificar os objetivos em termos práticos. Essa simples ação já o coloca na frente de 99% das pessoas que só sonham com resultados prontos. Por exemplo, se uma pessoa tem o objetivo de perder 10 quilos em sessenta dias (meta de resultado), ele deve antes se concentrar em desenvolver suas habilidades de treino e desempenhar os exercícios de forma continuamente melhor (meta de desempenho) e, antes disso, focar e, estabelecer práticas claras do que fazer e um plano de ação de como eliminar o peso dentro do prazo proposto, como iniciar um programa de treinamento e reavaliar seus hábitos alimentares (meta de processo). É imprescindível que as metas de processo conduzam o atleta à sua meta de resultado. Dessa forma, aconselho que, ao criar seu plano de metas, faça-se o caminho inverso, partindo da meta de resultado até a meta de processo.

> Para isso, reserve alguns minutos agora mesmo para estabelecer objetivos usando o gráfico a seguir. As perguntas o ajudarão a definir prioridades, metas e reprogramar o seu cérebro para alcançar o corpo que deseja.
>
> Use a página a seguir para registro.

Reprogramação mental a partir do método WAR™

Perguntas auxiliares

	Resultado	Desempenho	Processo	
	Qual meu objetivo?	Em que eu devo melhorar para atingir isso?	O que eu devo fazer todos os dias para tornar isso real?	
1.	_____	_____	_____	curto prazo ___/___/___
2.	_____	_____	_____	médio prazo ___/___/___
3.	_____	_____	_____	longo prazo ___/___/___

3 PONTOS IMPORTANTES

- **Expresse os objetivos em termos positivos:** O primeiro passo é que o objetivo seja expresso em termos positivos. Se uma pessoa deseja perder peso, por exemplo, o ideal é pensar: "Eu quero ficar magro e esbelto" no lugar de: "Não quero mais ser gordo".
- **Seja realista:** Se você é um Ectomorfo, por exemplo, não adianta querer ser o novo Ronnie Coleman, pois certamente ficará desanimado no meio do caminho. Tenha em mente referências que sejam, ao mesmo tempo, tangíveis e desafiadoras.
- **Tenha paciência:** Os resultados não acontecerão da noite para o dia. Tenha paciência e estabeleça metas de curto e médio prazo, fixando datas claras para cada item. Assim, ficará mais evidente para você os avanços que seus treinos estão lhe proporcionando.

"PESSOAS DE SUCESSO NÃO ADQUIREM HÁBITOS EM CONSEQUÊNCIAS DE SEUS ÊXITOS — SEUS ÊXITOS SÃO CONSEQUÊNCIA DE SEUS HÁBITOS"

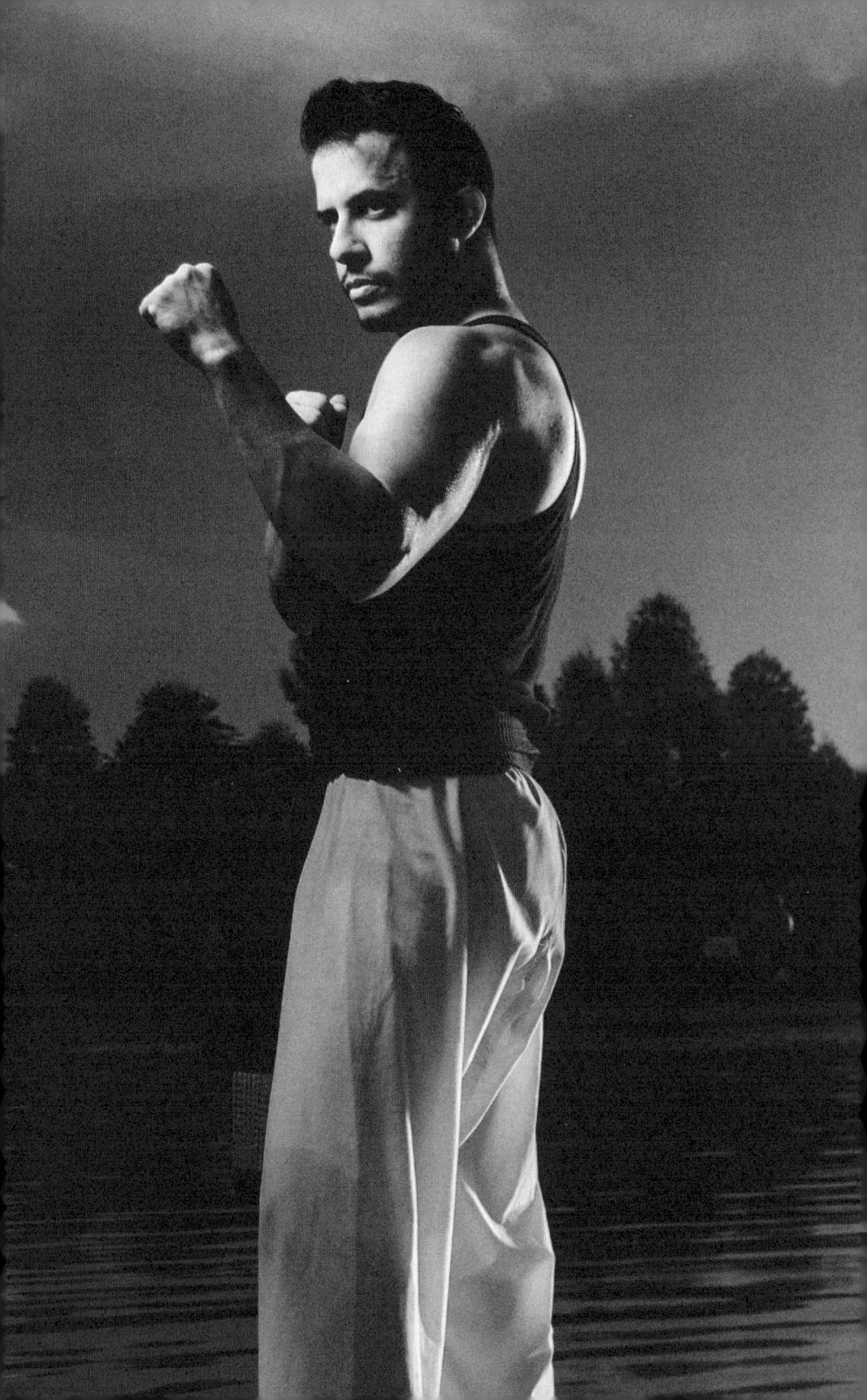

SEGUNDA PARTE

O MAPA DO SUCESSO

INTRODUÇÃO AO MAPA

Durante milhares de anos, os seres humanos construíram navios de madeira. Movidos por dezenas de remadores, às vezes auxiliados por uma vela rudimentar, pensavam que era o único material capaz de navegar os mares. Por causa dessa estratégia, adiaram por séculos a compreensão de que um material ainda mais resistente e superior à madeira estava disponível para a navegação: o aço. A humanidade não compreendia ainda o princípio universal e imutável de que qualquer material, com um peso inferior à porção de água removida por ele, flutua. Outro exemplo pode ser encontrado se voltarmos nossa atenção ao mundo do automobilismo: na década de 50, uma parada no *pit-stop* (lugar onde, durante a corrida, os pilotos trocam seus pneus e fazem o reabastecimento de combustível de seus veículos) levava, em média, 67 segundos para ser concluída. Em 2013, durante o GP dos Estados Unidos, a escuderia austríaca Red Bull Racing precisou de apenas 1 segundo e 923 milésimos para trocar as quatro rodas do piloto Mark Webber durante um *pit-stop* realizado na 28ª volta da corrida disputada em Austin, no Texas. O ponto que quero enfatizar é o seguinte: se você, como atleta, lutador, ou praticante de qualquer atividade física, não tiver conhecimento dos princípios que regem o sucesso na busca por saúde e qualidade física, ficará à mercê de convicções equivocadas (e, acredite, existem *muitas!*) que só fazem atrasar a evolução do real desenvolvimento que seu corpo é capaz de obter.

Percorremos um belo caminho até aqui. Sua mente já está pronta para conduzir seu corpo ao sucesso que deseja. Sua nova e fortalecedora identidade lhe aproximou ainda mais de seu objetivo. Através do exercício das Três Inteligências do Guerreiro (voltaremos a utilizá-las mais adiante), você despertou seu mestre interior e, por meio do método WAR™, criou uma visão inspiradora ao responder perguntas que a maioria das pessoas sequer se faz — e, exatamente por isso, encontram-se cada vez mais distantes de seus sonhos. A essa altura, é provável que se sinta mais confiante e motivado do que nunca para iniciar seu treinamento. Contudo, antes de partirmos para o programa propriamente dito, é preciso entender quais são os princípios nutricionais e físicos que, juntos, compõem o que chamo de *Mapa do Sucesso*. Começaremos pela Nutrição.

Antes de estabelecermos as diretrizes nutricionais que garantirão seu sucesso neste programa, deixe-me lhe assegurar de que não há motivo para se desesperar. Muitas pessoas associam as palavras "dieta" e "nutrição" com privação e tormento (o que não poderia ser mais longe da verdade), outras tantas sequer se permitem estudar o assunto a fim de evitar a sensação de inadequação que geralmente acompanha as informações complexas e desencontradas disponíveis sobre o tema. Em razão disso, procuram por soluções rápidas e "milagres engarrafados" para alcançarem seus objetivos físicos — o que, previsivelmente, acaba em frustração.

Não é isso que faremos aqui. De forma simples, quero lhe mostrar como você pode comer alimentos saborosos sem ganhar gordura, como você pode arquitetar um plano nutricional de acordo com suas metas e que alimentos saudáveis podem ser uma parte agradável de sua vida sem sacrifícios. Não se trata de um programa dietético, mas de um estilo de vida. Você entenderá como os hábitos de uma vida saudável podem ser incorporados ao seu dia-a-dia de maneira natural e fluída, de forma a otimizar sua saúde, sua acuidade mental e sua boa forma, além de protegê-lo contra uma variedade de problemas físicos e emocionais que atingem uma grande parcela da população mundial — que vão desde colesterol e diabetes até câncer e depressão.

As informações contidas aqui são opções, e não exigências. Isso dito, posso afirmar com segurança que, ao compreender os princípios nutricionais detalhados no Mapa do Sucesso, você será capaz de alterar sua composição corporal com facilidade, ao mesmo tempo que usufrui de mais energia e revigora todos os aspectos da sua vida — tudo isso sem embarcar em dietas sacrificantes e inflexíveis.

Em outras palavras, é *aqui* que seu corpo começa a mudar. Preparado? Então, vamos começar.

NUTRIÇÃO EFICAZ: O GUIA DEFINITIVO

Você já deve ter visto pessoas assim — na praia, nos filmes, ou na academia: em forma, eles possuem vitalidade, energia e, em alguns casos, comem o que querem sem nunca apresentar variações na balança. No entanto, é mais provável que conheça ainda mais pessoas que não se encaixam nesse seleto grupo. Pessoas que, ao contrário dos exemplos citados acima, fazem de tudo para emagrecer ou ganhar músculos e nunca encontram os resultados que desejam — na balança ou no espelho. Independente de qual categoria você se encaixa, o denominador comum em ambos os casos é quase sempre o mesmo: nutrição.

O corpo humano depende de comida. Por esse motivo, muitas pessoas sentem dificuldade em domar essa força tão poderosa e inerente à nossa existência que é o desejo de se alimentar. Trata-se de um impulso arcaico que contorna a razão e exerce uma influência de vital importância em nossa vida. Assim, ao contrário de outros vícios, como cigarro ou álcool, a adicção por comida não pode ser eliminada como um todo — apenas controlada.

Isso se torna especialmente desafiador quando consideramos que hoje, há um restaurante em cada esquina e supermercados em constante oferta. Mas houve uma época em que escassez de comida era uma preocupação. Durante a I Guerra Mundial, os governos usavam cartazes de propaganda para engajar a população civil a economizar comida. Em um dos mais famosos anúncios da época, a mensagem dizia *"A comida vai ganhar a guerra"*. Após a II Guerra Mundial, no entanto, os avanços tecnológicos deram origem a uma nova Era na indústria alimentícia, caracterizada pelo excesso de alimentos baratos e projetados para durarem muito tempo em estoque. Nas décadas que se seguiram, outras mudanças socioculturais contribuíram para mudar a forma como nos alimentamos. As mulheres, antes relegadas ao lar e às tarefas domésticas, agora faziam parte da força de trabalho. A indústria, por sua vez, passou a capitalizar na nossa necessidade por comida rápida e conveniente. Isso significava que menos refeições eram preparadas em casa e, com a explosão do mercado de *fast-food*, as pessoas passaram a consumir muito mais calorias do que antes, à medida que deixavam de praticar atividades físicas. Na segunda metade do século 20, muita atenção passou a ser dada à redução de gordura saturada em nossos alimentos, e a indústria respondeu nos dando exatamente o que pedimos. Ao reduzirem a gordura, porém, eles perceberam que era necessário fazer com que esses produtos continuassem saborosos e vendáveis. Assim, passaram a acrescentar mais açúcar e similares, como xarope de milho, dando, assim, origem a uma sociedade obesa e diabética. No Brasil, há pelo menos 120 milhões de pessoas com excesso de peso ou obesas — mais de metade da população. Nos Estados Unidos, o país com mais pessoas obesas do que qualquer outra nação de grande proporção do planeta, a média é de que três entre quatro pessoas acima de 15 anos de idade correm risco de sofrer hipertensão, diabetes, doenças do coração, colesterol alto, derrame cerebral e câncer em decorrência do sobrepeso. A Organização Mundial da Saúde já considera a situação como uma crise epidêmica global.

O segredo, então, é só comer direito, certo? É isso que os programas de TV e gurus da boa forma nos dizem: diminuir a gordura, aumentar o consumo de proteína e controlar a ingestão de carboidratos. Mas, afinal, se sabemos disso tudo, por que ainda não conseguimos emagrecer? A resposta pode estar na falha em compreender este próximo passo.

O QUE NUNCA LHE CONTARAM SOBRE A ESTRUTURA DOS MACRONUTRIENTES E O METABOLISMO HUMANO

Para sobreviver, o organismo humano precisa de oxigênio, água e comida. Podemos resistir a cerca de três minutos sem ar, três dias sem água e três semanas sem comida. O que muitas pessoas não sabem é que, independente desses fatores externos, praticamente todas as células que agora constituem o seu corpo já terão morrido em um ano. Todos os dias, mais de 400 bilhões de células no seu corpo morrem para, então, serem substituídas por novas, regenerando assim, sua pele, seus músculos e até seus órgãos. Este processo, que acontece sem pedir licença e independe da sua vontade (aliás, está acontecendo nesse exato momento), é natural — mas não é inevitável. Por isso, se quiser ter um corpo mais funcional, mais magro, com menos dores e mais energia, é preciso conhecer a chave para a regeneração do seu corpo e para se manter jovem — e, sim, eu lhe mostrarei como fazer isso. A qualidade das novas células que irão compor seu corpo a partir de agora depende da matéria prima que será usada para formar essas partículas; podendo torná-las, inclusive, mais fortes e mais saudáveis que as anteriores. E assim faremos a partir dos *alimentos*.

Justamente por ser tão importante para nossa sobrevivência — e regeneração —, os alimentos têm sido estudados extensivamente. Em 1827, um médico britânico de nome William Prout propôs uma divisão dos alimentos em macronutrientes, isolando-os de forma que pudessem ser estudados individualmente. Isso, naturalmente, motivou médicos, cientistas e milhares de pessoas comuns a tentarem entender quanto exatamente de cada um desses macronutrientes precisamos para otimizar nossa saúde e nosso físico. Para responder essa questão, é preciso olhar para cada um desses macronutrientes que compõem todo o universo da alimentação, tanto a humana quanto a animal. São eles — os carboidratos, as proteínas e os lipídeos — os três compostos que tecem as regras nutricionais e metabólicas pelas quais todos nós jogamos. Para emprega-los a nosso favor, é preciso compreender como eles se relacionam entre si. Vamos começar pelo mais mal compreendido dentre eles, os carboidratos.

| CARBOIDRATOS

Graças a anos de informações desonestas, opiniões infundadas, dietas fajutas, tabelas mal interpretadas ou simplesmente falta de conhecimento, muitas pessoas equivalem os carboidratos a gordura e, durante muito tempo, ocuparam o posto de "inimigo público número um" de quem busca a forma ideal (antes de serem superados pelas gorduras saturadas e trans — essa, sim, com motivos de sobra para preencher a vaga). A verdade é que carboidratos são alimentos de sabor muito apreciado e desempenham um papel essencial no crescimento muscular e no funcionamento do corpo como um todo.

Durante o processo de digestão, carboidratos são transformados em glicose, substância altamente energética cuja quebra no interior das células libera a energia armazenada nas ligações químicas e produz resíduos, como gás carbônico e água. A energia liberada é utilizada na execução de atividades metabólicas: síntese de diversas substâncias, eliminação de resíduos tóxicos produzidos pelas células, geração de atividade elétrica nas células nervosas, circulação do sangue, dentre outras.

Os carboidratos são, em termos simples, combinações de unidades de açúcar que se dividem em duas subcategorias: os simples e os complexos.

- **Carboidratos Simples:** Incluem os monossacarídeos ou unidades de açúcar singulares, como glicose, galactose e frutose, bem como dissacarídeos e açúcar de mesa (sacarose). Por serem de estrutura simples, ou seja, moléculas menores, os carboidratos simples são digeridos e absorvidos mais rapidamente no corpo humano, produzindo um aumento da taxa de glicose no sangue. A energia é estocada como glicogênio nas células e, se a demanda de energia for baixa, a glicose será estocada como tecido adiposo, fazendo surgir as famosas gordurinhas localizadas. Dessa forma, são consideradas fontes de energia imediata. É importante não confundir fontes naturais de carboidratos simples, como a banana, com produtos refinados cujas fibras foram perdidas durante o processamento, tal qual é o caso dos refrigerantes, pães refinados, doces e sobremesas. Exemplos de carboidratos simples: macarrão, arroz branco, banana, chocolate.
- **Carboidratos Complexos:** Também chamados de polissacarídeos, são digeridos mais lentamente pelo organismo devido à sua complexa estrutura química, ocasionando aumento pequeno e gradual da glicemia, fazendo também que o organismo sinta-se saciado por mais tempo. Seu valor nu-

tritivo é maior, pois são compostos por minerais e fibras e, geralmente, se apresentam em seu estado natural. Exemplos: aveia, arroz integral, brócolis, batata doce, pão integral.

Compreender as singularidades de cada uma dessas subcategorias nos permite ir além das meia-verdades e traçar um plano estratégico que elimine a necessidade de dietas mirabolantes ou privação absoluta. Os carboidratos, afinal, fornecem apenas 4 calorias por grama. O motivo pelo qual muitos erroneamente o consideram "o inimigo", é seu alto consumo (em grande parte devido ao preço relativamente baixo de alimentos dessa classe, tornando-o abundante na dieta de muitas pessoas) e a facilidade com a qual são assimilados pelo organismo — uma característica que naturalmente desfavorece aqueles que não praticam atividades físicas regulares, mas que, quando bem aplicada, beneficia grandemente o atleta.

| PROTEÍNAS

Quando nos exercitamos (em especial com levantamento de peso), estamos criando pequenas lesões no tecido muscular para que este se repare, tornando-se maior e mais resistente — criando, assim, a massa muscular desejada por muitos. Poucos se atentam, contudo, à quantidade de proteína que ingerem em uma base diária. Uma dieta de alta proteína é absolutamente vital para a construção muscular e para preservar a musculatura quando você está de dieta para perder gordura. Dessa forma, uma dieta baixa em proteína não é benéfica em nenhum sentido, seja qual for seu objetivo.

De maneira geral, as proteínas são compostos de aminoácidos que atuam como enzimas, catalisando reações químicas, transportando pequenas moléculas e auxiliando no reparo de tecido muscular e fortalecendo o sistema imunológico, além de contribuir para a formação dos hormônios e dos ácidos biliares que intervêm na digestão das gorduras. Sendo assim, a importância das proteínas na dieta de uma pessoa, seja ela praticante de atividades físicas ou não, vai muito além das funções plásticas (que se referem à manutenção do tecido muscular), possuindo ainda considerável valor energético como função de nutriente, fornecendo quatro calorias por grama — duas vezes menos que a gordura, mas tanto quanto o carboidrato, podendo ser, portanto, assim como o carboidrato, transformado em tecido adiposo se consumida em excesso sem o adequado gasto calórico. A diferença está na concentração de açúcar que é muito mais alta em carboidratos.

Quando ingeridas, as proteínas são quebradas em aminoácidos pela digestão. Quando isso acontece, encontramos 22 aminoácidos, dos quais oito são chamados essenciais — em outras palavras, nosso corpo não consegue produzi-los em quantidade suficiente, então nós os obtemos da comida. Esses aminoácidos essenciais contêm todos os elementos de que o organismo precisa para gerar os demais aminoácidos, considerados não essenciais (pois podem ser fabricados pelo corpo). Os alimentos que possuem essa característica são chamados de proteínas completas, como é o caso do peixe, ovo e tofu.

Do mesmo modo que existem dois tipos de carboidratos — simples e complexos —, também existem dois tipos de proteínas: a animal e a vegetal. Os alimentos mais ricos em proteína advêm da primeira categoria, sendo a carne sua fonte mais popular. Mas proteínas de origem animal ou vegetal também podem variar grandemente em qualidade e implicações para nossa saúde a longo prazo. Apesar de proteínas de origem animal serem mais completas (providenciando todos os aminoácidos), elas também tendem a ser fontes de gordura — que pode incluir gorduras saturadas (falaremos mais delas adiante). Considere, por exemplo, o corte bovino: embora gorduroso, é abundante em proteína e seus cortes podem ser melhor administrados para minimizar o consumo de gordura. Já a carne de ovelha e cordeiro possui infiltração de gordura, o que reduz seu teor de proteína. Em contraste, proteínas de origem vegetal, como feijão, lentilha e nozes, tendem a ser incompletos na quantidade e tipos de aminoácidos que oferecem.

A melhor alternativa é equilibrar o consumo de ambos os tipos, favorecendo múltiplas fontes vegetais de proteínas, que tendem a ser opções mais saudáveis, especialmente quando combinadas com fontes magras e seguras de proteína animal.

| LIPÍDEOS

Lipídeos são os nutrientes que encontramos na gordura, são indispensáveis à vida e têm um valor nutricional essencial. Não, você não leu errado — a mesma gordura que você provavelmente cresceu ouvindo que deveria evitar a todo custo é, de fato, um elemento vital para o sucesso de qualquer programa dietético. Ela ajuda o organismo a absorver os demais nutrientes, alimenta o sistema nervoso, mantém as estruturas celulares e regulam os níveis hormonais, dentre outras tarefas de igual importância. A verdade é que, ao contrário da crença popular, nem todas as gorduras são ruins. Nesse sentido, é importante fazermos a distinção entre gorduras insaturadas, gorduras saturadas e trans.

Talvez o mais demonizado de todos os macronutrientes, os lipídeos são, antes de mais nada, o mais denso e calórico de todos os nutrientes, possuindo nove calorias por grama, ou seja, duas vezes mais que o carboidrato e a proteína. Deve, portanto, ser consumido em moderação por qualquer candidato à boa forma, pois representa a forma mais concentrada de estocagem de energia excedente. Tratam-se de substâncias orgânicas de origem animal ou vegetal, formadas predominantemente de produtos de condensação entre glicerol e ácidos graxos. Além de fonte de energia, são veículos importantes de nutrientes, como vitaminas lipossolúveis (lipo significa "gordura", tratando-se, portanto, de vitaminas que são solúveis em gordura) e ácidos graxos essenciais.

Mas, afinal, como distinguir as gorduras "boas" das consideradas "ruins"? Para responder essa pergunta, é preciso entender cada uma das classificações, a começar pela gordura insaturada.

A gordura insaturada é uma gordura encontrada primordialmente em produtos de origem vegetal, podendo ser subdividida em monoinsaturadas (isto é, ácido graxo com uma ligação dupla na molécula), que abrange alimentos como azeite de oliva, castanha-do-pará e abacate, e poli-insaturadas (ácido graxo com mais de uma ligação dupla em sua molécula), categoria na qual se encaixa peixe, salmão, nozes e sementes de chia e linhaça, dentre outros. A gordura insaturada contribui para a redução do colesterol no sangue e é considerada a opção mais saudável.

Gorduras saturadas ganham esse nome pelo fato de que seus ácidos gordurosos serem saturados com moléculas de hidrogênio, tendo a manteiga e a gordura bovina como seus principais representantes. Durante anos, criou-se a ideia de que gorduras saturadas causam enfartos, entopem artérias e levam as pessoas à obesidade. No entanto, este mito já foi derrubado por dezenas de estudos que não encontraram evidências indicando que o consumo de gorduras saturadas tenha qualquer ligação com a incidência de doenças cardíacas. Uma dessas pesquisas, realizada em 2014 e publicada no periódico *Annal of Internal Medicine*, constatou que não havia relação entre doenças cardíacas e os hábitos alimentares de pessoas que ingerem ou não gorduras saturadas. Isso não significa, no entanto, que o consumo de manteiga está liberado sem restrições. É aí, aliás, que mora o perigo: alimentos ricos em lipídios raramente são consumidos sozinhos. A manteiga, por exemplo, atrai o pão. Essa combinação eleva consideravelmente a fatura calórica global e pode levar ao consumo excessivo de carboidratos que, por sua vez, contêm açúcares nocivos à saúde. Como o debate ainda é recente, não se sabe ao certo qual seria a ingestão diária ideal de gorduras saturadas. Em um relatório divulgado recentemente, o Departamento de Agricultura dos Estados Unidos manteve a recomendação sugerida em 2002: devemos obter menos de 10% de nossas calorias diárias de gordura saturada.

O tipo de gordura que você deve, definitivamente, ficar longe é a gordura trans. Tratam-se de gorduras artificiais, criadas pela indústria de alimentos para melhorar o sabor dos produtos e sua durabilidade nas prateleiras. A associação da gordura trans a diabetes, inflamação sistêmica e doenças cardíacas fez com que o FDA *(Food and Drug Administration)*, órgão que controla os alimentos e medicamentos dos EUA, proibisse alimentos com gorduras trans em todo o território americano. Acontece que a indústria de alimentos move bilhões e, é claro, foram capazes de encontrar maneiras de manter a gordura trans presentes nos alimentos e se esquivar da medida do governo. Trocando em miúdos, eles *mentem* nos rótulos sobre a presença de gordura trans em seus produtos. Para saber como evita-los, é fácil: qualquer alimento que contém óleo hidrogenado ou óleo parcialmente hidrogenado, contém gordura trans. Independentemente dos que os rótulos possam afirmar, a melhor medida é evitar ou regular o consumo de alimentos que costumam conter gordura trans, como margarina, pizza congelada, salgadinhos, batata frita, sorvetes, dentre outros.

VOCÊ PROVAVELMENTE ESTÁ CONSUMINDO MAIS AÇÚCAR DO QUE DEVERIA — AQUI ESTÁ O POR QUÊ.

O açúcar é um vilão conhecido da saúde humana, comumente associado à obesidade e diabetes. Mas nem sempre foi assim: no final do século XIX, o consumo anual deste ingrediente era de apenas dois quilos por pessoa. Atualmente, segundo estudos, é de 37 *quilos*. Nos últimos 60 anos, houve um aumento significativo no consumo de açúcar em grande parte do mundo ocidental e na maioria dos países em que a comida processada se faz disponível. Essa mudança drástica nos hábitos alimentares da população é refletida nas estatísticas: em comunicado emitido em 2009, a Associação Americana do Coração recomendou a redução do consumo do açúcar alertando que ele pode causar problemas metabólicos, como hipertensão e aumento do colesterol ruim. O Brasil não foge à regra: dados recentes do IBGE apontam que a população brasileira apresenta uma prevalência de 61% de ingestão excessiva de açúcar livre (açúcar de adição somado ao açúcar dos sucos industrializados). Isso significa que mais da metade da população consome açúcar acima do limite recomendado pelo Ministério da Saúde.

Surpreendentemente, especialistas estimam que apenas 1/6 desse consumo excessivo de açúcar vem de sobremesas ou alimentos que pensamos ser doces. Uma boa parte da nossa ingestão de açúcar vem de produtos processados e bebidas adocicadas. Embora a maioria das pessoas saibam dos perigos do consumo excessivo de açúcar, uma quantidade ainda maior de pessoas não sabem que o açúcar, sob seus diversos pseudônimos, se faz presente em uma variedade de alimentos aos quais não associamos o açúcar, como o pão-de-forma, condimentos, salgadinhos, molhos e até mesmo temperos de salada.

Em 2015, a OMS — Organização Mundial da Saúde divulgou novas diretrizes recomendando que todos adultos e crianças reduzissem seu consumo de açúcar a menos de 10% do total de calorias consumidas no dia. Os estudos sugerem ainda que uma redução de até 5% proporciona efeitos positivos adicionais. Essas recomendações referem-se a todos os tipos de açúcar (sacarose, glicose e frutose), provenientes de alimentos como o açúcar de mesa, mel, sucos ou produtos industrializados. Embora esteja presente em diversas fontes, é seguro afirmar que o açúcar refinado (aquele facilmente encontrado no armário de casa), deve ser inteiramente abolido de sua alimentação de imediato, pois trata-se de um produto sintético, cheio de aditivos químicos nocivos à saúde e com alta concentração de sacarose.

Agora, deixe-me explicar por que você, provavelmente, está consumindo mais açúcar do que deveria: reduzir o consumo de açúcar a 5% significaria, idealmente, que não mais de 100 calorias por dia deveriam vir de açúcar livre (considerando um adulto com uma dieta diária de 2.000 calorias). Uma vez que o açúcar oferece quatro calorias de energia por grama, isso se traduziria em, aproximadamente, 25 gramas de açúcar — cerca de seis colheres de sopa. Seis colheres de sopa de açúcar parece uma porção generosa quando você se imagina com a colher na mão diante de um pote de açúcar, mas ao voltamos nossa atenção às informações nutricionais da maioria dos alimentos industrializados, os números crescem em velocidade espantosa. Por exemplo, uma meia-xícara de granola orgânica pode conter 16 gramas, ou quatro colheres de sopa de açúcar. Em meio copo de iogurte adocicado que você adiciona ao cereal pela manhã, está aumentando a dosagem de açúcar em mais quatro colheres de sopa. A este ponto, você já excedeu sua dose recomendada de açúcar por duas colheres — antes mesmo de sair de casa.

A ingestão de açúcar, portanto, deve ser controlada e administrada com sabedoria. Isso só pode ser feito através da compreensão do Índice Glicêmico. O Índice Glicêmico da comida mede a velocidade com a qual glicose é liberada na corrente sanguínea depois de digerida. Com um alimento de grau (velocidade) de conversão lento — uma contagem de IG baixa —, seu organismo receberá um suprimento de energia gradual, evitando que o excesso de glicose seja convertido em gordura. Carboidratos são classificados em uma escala de 0 a 100, variando conforme o nível em que afeta os níveis de açúcar no sangue uma vez ingeridos. Um carboidrato de IG até 55, por exemplo, é considerado baixo no índice; a classificação de 56 a 69 é média, e acima de 70 é considerado um alto índice glicêmico. Como observamos anteriormente, os carboidratos simples são convertidos em glicose rapidamente e, portanto, têm altos índices. Exemplos: arroz branco (IG 89) e batata inglesa (IG 82).

O problema do consumo excessivo do açúcar — ou de carboidratos com alto IG — é que ele é rapidamente transformado em glicose, que é quase totalmente liberada na corrente sanguínea, com elevada probabilidade de causar picos glicêmicos. Em consequência desse pico glicêmico, o pâncreas é ativado para produzir e liberar insulina na corrente sanguínea, provocando níveis de açúcar menos estáveis no sangue e uma cadeia de reações que apoiam a obesidade: excesso de glicose se transforma em gordura; o organismo impede a queima de gordura e uma queda drástica na taxa de glicose, resultando em um rápido retorno da fome e desencadeando a tendência a comer demais.

O índice glicêmico da comida é diminuído quando a comida contém fibras, ou quando a comida é consumida em combinação com alimentos ricos em proteínas ou que possuem gordura boa. Para pacientes que estão brigando com excesso de peso ou taxas elevadas de açúcar no sangue associado à diabetes, comer comidas com baixo IG é especialmente importante.

POR QUÊ DIETAS NÃO FUNCIONAM E O QUE A MAIORIA DAS PESSOAS NUNCA SABERÁ SOBRE ALIMENTAÇÃO SAUDÁVEL

Nem todo alimento é igual ao outro — principalmente quando estamos falando do efeito que eles têm sobre nossa saúde e performance. Por isso, deixar de lado o conceito de nutrientes e pensar em termos de alimentos facilita a compreensão do assunto e nos leva para mais perto do equilíbrio nutricional. Deixe-me exemplificar como essa febre de nutrientes tem prejudicado muitas pessoas: diversos livros são lançados todos os anos prometendo vários tipos de dietas; algumas delas dizem para você esquecer carboidratos e comer livremente proteínas. Você já aprendeu aqui, no entanto, que essa estratégia é falha e pode levar ao acúmulo de tecido adiposo da mesma forma — além de excluir elementos essenciais ao bom funcionamento do organismo. Não obstante, deve-se notar que, em uma prescrição com essas características, quais são os tipos de proteínas sugeridas e em qual quantidade. Uma dieta com altas porções de proteína de origem animal, por exemplo, pode ser prejudicial à saúde — especialmente se advir de cortes gordos ou carne processada, que possui nitrato, composição que pode danificar vasos sanguíneos e contribuir para aterosclerose (acúmulo de gordura nas artérias). Essas carnes também são altas em sódio, o que pode contribuir para hipertensão.

Isso nos leva a uma afirmação tão simples e direta quando verdadeira: *dietas não funcionam*. Não me importa qual seja. O motivo é simples: todo processo temporário, imposto e contrário à natureza humana está fadada ao fracasso. A maioria das pessoas tem um envolvimento emocional com a comida e, como seres humanos, temos uma forte tendência a tomar decisões baseados em emoção, e não razão. Não obstante, a busca por soluções fáceis fazem com que dietas da moda ganhem adeptos e seguidores mesmo sem qualquer fundamento cientifico por trás delas. Dessa forma, todo o peso que perdem com o plano alimentar temporário que adotaram é recuperado ao longo dos anos seguintes — geralmente entre 1 e 5 anos. Claro, pode ser que você perca peso temporariamente aderindo a uma dieta — mas não é sustentável e, definitivamente, não é saudável para o corpo. Além disso, a privação proposta por algumas dietas mais restritivas podem desencadear distúrbios alimentares e até ciclos de compulsão alimentar. Compreenda que a obesidade é resultado de múltiplos fatores que favorecem sua ocorrência dentro daquele organismo específico. Não se trata, portanto, de dietas e sim de um *estilo de vida*. Dessa forma, não pode haver uma única abordagem ou um método miraculoso para perder peso, devendo ser sempre um processo individualizado e sistêmico, acompanhado por um médico.

Durante muito tempo, eu fui vítima desse entendimento falho sobre os nutrientes. Por sempre ter tido muita dificuldade em ganhar peso, eu pensava que ingerir quantidades excessivas de carboidratos faria eu adquirir os músculos e a massa corpórea que eu tanto desejava na adolescência. A partir dessa visão simplista, passei a consumir, indiscriminadamente, batata frita, pizza, macarrão, e toda sorte de carboidratos que podia encontrar. É claro que o peso veio — na forma de muita gordura. Cometi vários erros — mas nunca o mesmo erro duas vezes. E, com isso, fui obrigado a reformular minha abordagem pela enésima vez. Essa compreensão falha, no entanto, é mais comum do que se imagina — inclusive no que se refere a alimentos que acreditamos ser saudáveis ou *light*.

Você já deve ter visto aquela experiência na qual o lanche de uma famosa rede de *fast-food* passa dias, semanas e até mesmo meses exposto em uma área não refrigerada e, ao final da experiência, não apresenta qualquer degradação típica de alimentos perecíveis. Isso ocorre porque comidas processadas e de baixo nutrientes são indesejáveis até mesmo para bolor e pestes. Mas, afinal, o que ocorre com esses alimentos que até vermes não atrevem a se aproximar? E ainda, como esses mesmos alimentos podem ser consumidos por humanos?

Um dos maiores problemas com a típica alimentação ocidental é o fato de que a maioria da nossa comida é refinada ou altamente processada. O processo de refinação do alimento remove nutrientes importantes como fibra, ferro e vitamina B, e isso é feito pelas fabricantes por duas razões: dar ao produto final uma textura mais macia e saborosa e aumentar a vida útil desses produtos nas prateleiras. De fato, o valor nutricional de qualquer alimento é diretamente ligado com seu tempo de sobrevivência: alimentos que possuem baixo valor nutricional estragam muito mais devagar do que alimentos frescos, ricos em nutrientes.

Uma forma sensível de pensar sobre alimentos é pensar em sua densidade nutritiva. A densidade nutritiva da comida pode ser pensada como o valor nutricional — incluindo vitaminas, minerais e fibras — dividido pelas calorias dessa comida. Um copo de refrigerante, por exemplo, embora possua alto índice calórico, possui baixo valor nutritivo, o que torna sua densidade nutritiva baixa. Espinafre, por outro lado, é um exemplo de alimento com alta densidade nutritiva, pois seu valor nutricional é relativamente alto quando comparado ao seu conteúdo calórico.

Quando as pessoas falam que *fast-food* (e suas opções dietéticas, que são, na verdade produtos com nutrientes sintéticos adicionados depois de seu refinamento para parecerem mais saudáveis) é mais barato que comida fresca, estão geralmente se referindo ao fato de que o custo por caloria da comida altamente processada é mais baixo do que o da comida fresca. Isso é, invariavelmente, verdade porque comidas altamente processadas possuem valor calórico tão alto que o valor por caloria é relativamente baixo. Mas, se ao invés disso observarmos o custo do alimento por densidade nutritiva, veremos que comprar alimentos de alta densidade nutritiva (ou seja, menos calorias e mais valor nutricional) é um excelente uso de nosso orçamento.

Um dos motivos pelos quais comida processada geralmente possui mais calorias é que, para tornar esses produtos vendáveis, doses significativas de gordura, açúcar e sal são acrescidos para fazer com que esses "dublês" de comida fiquem saborosos, mesmo sem qualquer valor nutricional. Aditivos como corantes, sabores artificias e outros preservativos são acrescentados para criar a ilusão de que temos, como consumidores, opções saudáveis de alimentos — e, sim, isso inclui aquela inofensiva barrinha de cereal *"fit"* que você comprou totalmente insuspeito.

Na maioria das vezes, esses produtos sequer são alimentos e estamos ingerindo coisas absolutamente artificiais. Por isso, evitar alimentos de baixa densidade nutritiva deve ser uma de suas prioridades.

NÚMEROS PODEM MENTIR (E A INDÚSTRIA DA DIETA TAMBÉM)

A maioria das pessoas usam, equivocadamente, a balança como padrão de avaliação de seu progresso — seja na busca pelo ganho de músculos ou perda de peso. Em outras palavras, buscam nos números (para mais ou para menos) uma validação de seus esforços. O fisiculturista (e também professor de matemática) Frank Zane costumava dizer: "Números não são a realidade; eles são uma *representação* da realidade". O problema em usar a balança como método para medir progresso é que crescimento muscular diário, mesmo com todas as condições apropriadas, é elusivo.

Vamos ilustrar essa afirmação com um exemplo: suponhamos que você tenha o potencial genético, a disciplina alimentar e ética de treino para ganhar, em um ano, 10 quilos de músculos. Embora este seja um ganho expressivo de massa muscular, traduz-se em uma média de pouco mais de 0.20 gramas por dia — insuficiente para a maioria das balanças sequer registrarem. E o que acontece quando a pessoa se pesa todo dia e não observa mudanças? Ela desanima. Dessa forma, é preciso compreender que o ganho de massa muscular é lento, requer paciência e esforço para não apenas *ganhar*, mas, principalmente, para *manter* a massa conquistada. Além disso, qualquer aumento de massa corpórea repentina e abrupta normalmente vem acompanhado de gordura e um comprometimento da linha física do atleta. Um ganho de 10 quilos, portanto, pode não se traduzir necessariamente em 10 quilos de músculo real, de qualidade, seco e denso, significa apenas 10 quilos. As chances de que esse ganho venha com as características desejadas é muito maior quando construído ao longo de um período de dieta e exercícios consistentes, e não dois meses, como muitas pessoas buscam, muitas vezes às custas da própria saúde e longevidade.

O mesmo vale para as promessas estampadas em capas de revista e livros de dieta que garantem que você pode perder "15 quilos em cinco semanas". Afirmações desse tipo são, além de falsas, facilmente desbancadas usando um pouco de raciocínio matemático e conhecimento nutricional. O aferimento usado como exemplo acima (que pode ser encontrado em inúmeras publicações em versões ainda mais extremas, nas quais inflam-se os números de quilos perdidos na proporção em que reduz-se o tempo prometido para isso), sugere que a pessoa perca o equivalente a cerca de 430 gramas de gordura *por dia* durante cinco semanas. Em primeiro lugar, devemos considerar que cada grama de gordura estocada no corpo contém 9 calorias de energia. Logo, para alcançar este gasto calórico em um único dia, seria necessário um déficit calórico de 3.870 calorias em relação à sua atual dieta! Um homem moderadamente ativo de 90 quilos necessita de, aproximadamente, 3.200 calorias por dia para manter sua massa muscular (1.700 calorias para suas tarefas fisiológicas básicas e outras 1.500 para o desempenho de exercícios físicos). Dessa maneira, uma redução calórica de tal ordem é irrealista e perigosa, uma vez que se traduziria em perda de músculos e energia, resultando no desequilíbrio das funções metabólicas do corpo.

Em casos ainda mais ridículos, afirmam que, seguindo determinado programa dietético ou rotina de exercícios, você vai eliminar "a gordura da barriga primeiro". O mito da queima de gordura localizada é uma mentira deslavada e contraria fundamentos básicos do corpo humano. A ideia soa tentadora: você exercita partes específicas do corpo e elimina as gorduras que mais lhe incomodam naquele exato ponto. Embora a teoria caia bem aos ouvidos dos mais incautos, a queima de gordura não ocorre de forma tão precisa. Como vimos, a gordura é uma espécie de combustível metabólico que o corpo utiliza para produzir energia — e essa gordura não está localizada em uma única região, mas sim por todo o corpo na forma de milhões de células gordurosas. Isso significa que as revistas e gurus da dieta mentiram pra você esse tempo todo? Sim! E agora você sabe melhor do que dar seu tempo, atenção e dinheiro para esses engodos. "Mas e a lipoaspiração", você pode estar se perguntando, "resolve?" Momentaneamente, sim — mas somente um estilo de vida saudável com alimentação apropriada e exercícios poderão manter seu físico livre das gordurinhas indesejadas para sempre! Em outras palavras, ela tenta resolver o problema tratando os sintomas, e não a causa.

Como então, podemos medir o progresso? Existem dois indicadores que servem como referência para medir seu avanço nos treinos.

- **Progressão de carga/intensidade/resistência:** Aumento de força tipicamente precede o aumento de massa corpórea. Para que o corpo responda aos estímulos provocados pela atividade física, seja ela qual for, é necessário que o exercício progrida em carga (no caso do trabalho com pesos), intensidade e resistência (no caso das artes marciais ou aeróbios). Se o seu equilíbrio fisiológico não for perturbado, seja através da progressão de carga, ou no aumento gradual do nível de dificuldade dos exercícios, nenhuma adaptação será obtida, seja na forma de melhora do condicionamento cardiovascular ou otimização da composição corporal. Como qualquer outra coisa na vida, é necessário sair da zona de conforto para se obter progresso. Isso não significa, no entanto, que o atleta deve priorizar o volume de peso em detrimento de sua forma, execução e contração. Um exercício bem executado é resultado da combinação na medida exata de sua forma (biomecânica), capacidade física (força) e intensidade — princípios que examinaremos mais à fundo na segunda parte deste capítulo.

- **Percentual de gordura:** Para fins de queima de gordura e perda de peso, o indicador mais apropriado é a comparação entre o peso anterior e o peso atual a partir de um mesmo percentual de gordura e um índice de ganho de massa muscular. Dessa forma, é possível criar parâmetros para uma perda de peso saudável e mensurável. Procure aferir esses indicadores com o auxílio de um médico.

Dica: você pode usar essas referências para programar uma progressão constante dos seus treinos com sua ficha do Método WAR.

MINHAS CINCO REGRAS NUTRICIONAIS

A princípio, você pode achar todas essas informações um pouco confusas — e isso é ótimo! Nutrição é um tópico inerentemente complexo e qualquer tentativa de simplificá-lo demais pode resultar em uma abordagem simplista e equivocada. A boa notícia é que não precisa ser complicado e mesmo pequenas mudanças em sua alimentação podem representar melhorias significativas na sua forma física e na maneira como se sente. Substituir, por exemplo, pão francês por pão integral; açúcar por mel; margarina por azeite extra virgem, podem fazer uma *enorme* diferença no seu bem-estar. Com essas medidas simples, você pode eliminar o consumo de até 100 calorias por dia — 700 calorias por semana — o que representaria uma redução de até 4,5 quilos em um ano! Se isso lhe parece pouco, experimente andar por aí segurando 4,5 quilos de peso extra por alguns minutos e me diga como se sente.

Por isso, não se preocupe se você não absorver todas essas informações logo de primeira: isso apenas significa que você está deixando de fazer parte da manada regida pelo senso comum e adentrando um universo de conhecimento que o levará a novos resultados e possibilidades. Para isso, é, de fato, necessário que você mastigue — com o perdão do trocadilho — este conhecimento pelos próximos dias até formar um novo padrão de hábitos alimentares.

Minhas cinco regras nutricionais são um ótimo ponto de partida para isso.

1. **Coma comida de verdade**

    Parece simples, certo? Mas é um ponto que vale a pena ser reforçado nos dias de hoje. Como vimos, uma boa parte dos alimentos que compõe a dieta diária da maioria das pessoas é resultado de uma combinação de processos químicos e industrializados que *simulam* comida. E eu não me refiro somente aos refrigerantes e salgadinhos: falo também dos biscoitos, barrinhas de cereais e pães refinados — sim, mesmo aqueles que vêm sob o título *"light"*. Para garantir que seu organismo seja verdadeiramente nutrido, deixe de lado produtos industrializados e invista em alimentos sem rótulo e de rápida degradação — dois indicativos de ausência de conservantes e aditivos químicos (consulte a tabela de alimentos permitidos no programa alimentar deste capítulo).

    Dependendo de como eram seus hábitos alimentares, você pode não gostar desses alimentos da mesma forma que gostava dos outros. Seu paladar está se adaptando, por isso, não se preocupe se isso acontecer. Lembre-se do que falamos na seção *Desperte seu Mestre Interior* sobre a formação de novos hábitos: cada vez que você se alimenta corretamente, está criando um novo caminho neural e rompendo com antigos padrões de comportamento. Em pouco tempo, eu posso garantir que estará gostando muito mais desses alimentos do que bolos e doces, além de se sentir melhor do que nunca!

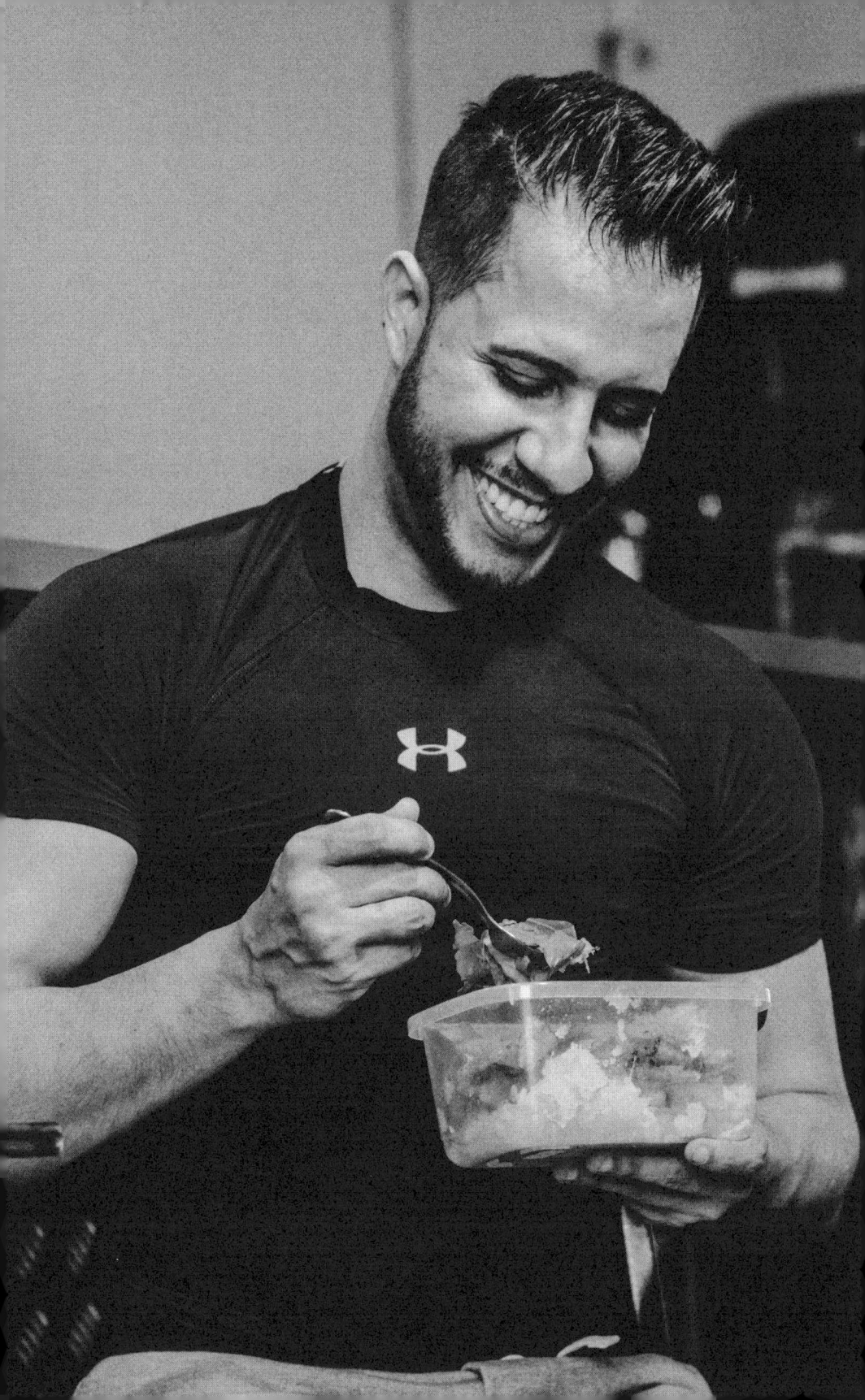

2. **Mantenha-se hidratado**

Mais de 70% do corpo humano é composto de água. Além de ser essencial para a existência humana, a água também exerce papel fundamental na defesa do corpo, combatendo infecções, eliminando toxinas e levando nutrientes para o organismo, dentre outras funções. Todas as reações enzimáticas do corpo dependem da água. Desidratação, portanto, significa redução do desempenho devido à queda na eficiência dessas reações, tornando seu corpo menos forte e menos preparado para receber todos os nutrientes que o programa alimentar de *Forma Faixa Preta* propõe.

Existem divergências sobre a dose diária de água sugerida. A recomendação mais popular é de 2 litros por dia. No entanto, isso pode variar dependendo de uma série de fatores, que vão desde a quantidade de exercício realizada pela pessoa até a temperatura do ambiente no qual ela se insere. Por causa do meu peso corporal e minha cansativa rotina de gravações e compromissos profissionais, não costumo beber menos de 4 litros de água por dia. O ideal é preparar uma garrafinha e mantê-la abastecida com você ao longo do dia.

Detalhe: este hábito simples diminuirá drasticamente seu apetite por álcool e refrigerantes, melhorando seu aspecto físico quase que instantaneamente!

3. **Programe-se**

É quase impossível atingir sua melhor forma física sem uma boa dose de disciplina. Desde o século passado, a correria cotidiana que pauta nossa existência tem sido a grande vilã da boa alimentação. Não é difícil imaginar o por quê: considere que você tem uma reunião entre um compromisso e outro; o espaço de tempo é curto demais para cozinhar uma refeição, mas grande o suficiente para passar no *drive-thru* de uma rede de *fast-food* e pegar alguns sanduíches para viagem. Qual escolha a maioria das pessoas fariam? Sem dúvida nenhuma, a segunda. Para evitar essas armadilhas, é preciso pensar adiante e programar sua alimentação.

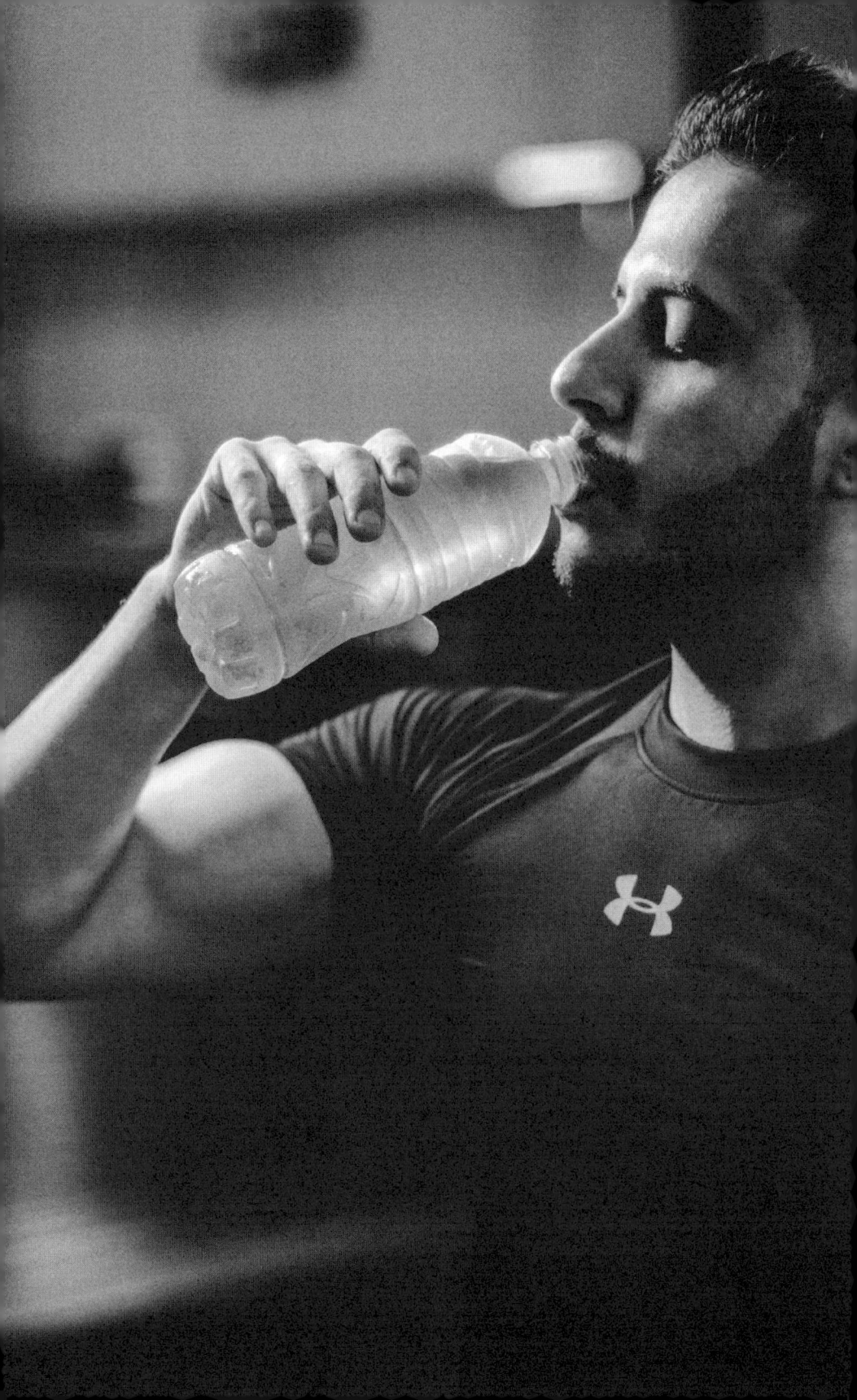

Caso você siga algum plano alimentar prescrito por um profissional (algo que eu fortemente recomendo), vale a pena dedicar uma parte do dia, seja pela manhã ou na noite anterior, para preparar suas refeições para a jornada. Além de garantir que sua alimentação permaneça saudável e nutritiva, essa medida certamente lhe economizará tempo e dinheiro. Para os que não dispõem de tempo, paciência, ou habilidades culinárias (não é difícil, confie em mim; se eu consigo, qualquer pessoa consegue), vale a pena dedicar parte do orçamento para isso: existem várias empresas especializadas em soluções em alimentação nutritiva e de acordo com seus objetivos. Seu corpo com certeza agradecerá o investimento.

4. **Coma uma variedade de alimentos**

Esqueça o padrão frango e batata-doce: se você vive brigando com a balança, seja para emagrecer ou construir músculo, é vital que entenda a importância de se consumir uma grande variedade de alimentos para obter todos os benefícios da alta gama de nutrientes que a comida oferece. Como vimos no tópico sobre macronutrientes, apesar de proteínas de origem animal serem mais completas (providenciando todos os aminoácidos), elas também tendem a ser fontes de gordura. E não, isso não é o fim do mundo — mas pode limitar seu potencial de ingestão de proteínas. Por isso, fontes vegetais de proteínas tendem a ser opções mais saudáveis, especialmente quando combinadas com múltiplas variações dessa classe.

Isso se torna especialmente relevante quando consideramos que, em geral, adultos consomem menos de duas porções de vegetais por dia — menos da metade da quantidade recomendada. Por isso, uma das melhores medidas a se tomar é começar a montar seu prato pelos vegetais, optando por uma variedade de vegetais que se complementam nutricionalmente entre si (nossa tabela de alimentos permitidos lhe ajudarão nessa elaboração).

Componha 50% do seu prato de vegetais. A outra metade deve ser igualmente dividida entre carboidratos e proteínas.

5. **Divirta-se**

Quando as pessoas ouvem a expressão "dieta", invariavelmente têm logo aquela má impressão sobre o assunto, remetendo à privações extremas, alimentos sem gosto e pouco resultado. Mas dieta, no sentido amplo da palavra, não significa apenas um protocolo alimentar designado para lhe fazer perder peso ou ganhar massa muscular, mas também aos seus hábitos alimentares como um todo. Dessa forma, qualquer pessoa, seja ela uma criança, um atleta, um idoso, ou um bebê, tem, de fato, uma dieta. A questão é se essa dieta está lhes fortalecendo ou lhes enfraquecendo. Basta observar os hábitos alimentares das pessoas à sua volta: a maioria não tem ideia do que está fazendo consigo mesma e do que são compostos os alimentos que ingerem diariamente. Consomem imensas quantidades de açúcar, e depois se perguntam por que se sentem letárgicos, ou com o corpo inchado. Não há nada mais prazeroso do que se sentir energizado, revitalizado e deliberadamente construir a vida e o corpo que você deseja através de uma alimentação poderosa. E, como você deve ter notado, viver nesse estado de contínuo bem-estar não diz respeito à seguir uma dieta específica que vai drenar 8 quilos de gordura, músculo e água do seu corpo em um curto espaço de tempo (somente para ganhar todos esses quilos de volta logo depois), mas sim a adotar um estilo de vida pautado por uma alimentação eficiente e atividade física consistente.

Por isso, é essencial que você se divirta com o processo. Cozinhar e montar seus próprios pratos pode ser uma experiência criativa e incrivelmente apetitosa. Se você não é do tipo que gosta de passar tempo na cozinha, apenas observe como seu corpo responde aos estímulos que passará a receber após se alimentar de forma eficaz. A verdade é que não precisa ser algo maçante e sacrificante: é perfeitamente possível criar combinações saborosas com alimentos nutritivos e, melhor ainda, até mesmo comer aquela pizza que você tanto gosta de vez em quando. A cada 15 dias, eu me permito fazer uma refeição livre. Eu lhe garanto: a pizza ficará muito mais saborosa quando você ficar duas semanas sem ela.

A ESTRATÉGIA ALIMENTAR DE FORMA FAIXA PRETA

EIS QUE É CHEGADA A HORA DE COLOCAR EM PRÁTICA A ESTRATÉGIA alimentar de Forma Faixa Preta. Durante a introdução teórica do Mapa do Sucesso, você adquiriu clareza sobre os princípios básicos da alimentação eficaz, algo que definitivamente não nos ensinam nas escolas e, muitas vezes, vai contra os interesses da indústria farmacêutica — ou, como eu a chamo, a "indústria da doença" —; motivo pelo qual a maior parte das pessoas passam a vida "correndo em círculos", testando dietas inúteis e nunca alcançando os resultados que desejam para seu corpo e sua saúde. Nesse processo, busquei fazer com que você entendesse o imenso poder de transformação que existe na alimentação e como você pode moldar seus hábitos de forma que possam dar base e sustentação para um programa de exercícios que vai, literalmente, mudar a sua vida.

Este é o momento em que lhe dou essa chave.

Construí o método alimentar de Forma Faixa Preta com base na incontestável eficácia dos alimentos nele contidos e na ampla literatura científica que apoia o consumo destes. Em resumo, você irá comer principalmente proteínas magras, gorduras essenciais, fibras, e alguns carboidratos de lenta digestão. Trata-se não de uma dieta de emergência — como é tão comum vermos por aí —, mas de um *plano de alimentação para toda a vida*, pautado na abundância de nutrientes e fibras — fruto do correto equilíbrio entre os macronutrientes e da atenção ao consumo global de calorias. Ela segue preceitos básicos e diretrizes claras, principalmente no que diz respeito a produtos industrializados, os quais eu recomendo que elimine de sua alimentação imediatamente (entro em detalhes sobre o porquê dessa medida na seção *24h comigo*).

A estratégia alimentar deste programa segue um cronograma *Zengen*, palavra japonesa que significa "decrescente", em referência à quantidade de porção de comida para cada uma das principais refeições do dia. Em outras palavras, fazemos do café-da-manhã a maior refeição do dia, o almoço menor que o café e o jantar a menor refeição de todas. Essa prática, já consagrada pelos médicos e reverenciada pelos antigos na forma do provérbio "Tome café-da-manhã como um Rei, almoce como um Príncipe e jante como um mendigo", tem uma justificativa simples: durante a manhã, nosso corpo necessita de muita energia para o dia, por isso reforçamos o consumo de calorias e nutrientes. À noite, por outro lado, nosso metabolismo fica mais lento e o corpo começa a entrar em um estado de reposição de energias, motivo pelo qual devemos comer algo mais leve no jantar, para não atrapalhar as funções metabólicas que devem ser relevantes durante o sono, impedindo que o excesso de alimento se transforme em gordura durante esse período.

Este plano é seguro, fácil de seguir e simples. Deixe-me dizer, contudo, o que este plano *não é:* essa estratégia não deve servir como uma substituta à orientação e avaliação de um profissional às suas necessidades específicas. Apesar de todo o conhecimento que adquiri ao longo da minha vida, eu ainda me consulto regularmente com um médico especializado em atletas e conto com seu conhecimento para medir meu progresso, analisar meus exames e prescrever minha rotina alimentar. Compreendi com o tempo que uma única dieta não poderia, sozinha, bastar para atender as necessidades de toda a sorte de pessoas que podem, por ventura, decidir mudar de vida a partir deste livro. Sendo assim, eu fortemente recomendo que você tome o tempo para ter um acompanhamento especializado que atenda diretamente ao seu corpo, seus hábitos, suas metas, sua individualidade metabólica e seu organismo. Não há qualquer dieta no mundo que possa render resultados iguais para todas as pessoas, dado que cada organismo é diferente entre si. Duvide de qualquer dieta que lhe prometa isso.

Com isso em mente, vamos conhecer os alimentos que compõem o Plano Alimentar de Forma Faixa Preta.

Orientações gerais

- Componha sua refeição escolhendo uma porção de proteína e outra de carboidrato de cada coluna. Acrescente uma guarnição de legumes e verduras a pelo menos duas de suas refeições diárias, privilegiando fontes de proteína dessa classe, como brócolis.
- Siga o princípio *Zengen* e regule suas porções de forma decrescente, sendo o jantar a menor das refeições.
- Faça três refeições principais e três *snacks* (exemplos de *snacks* na seção *24h comigo*).
- Não utilize temperos industrializados. A coluna de temperos oferece inúmeras possibilidades de combinações saborosas que podem ser usadas em qualquer prato.
- Não tome líquidos durante as refeições. Ao contrário do que muitos pensam, o líquido ingerido na refeição não engorda, porém dilata o estômago e provoca uma sensação de inchaço abdominal. A partir deste hábito, o estômago torna-se mais elástico, prejudicando a harmonia da circunferência abdominal. Ao invés disso, procure beber um copo de água antes e em seguida às refeições. Depois, continue se hidratando conforme orientado anteriormente.
- A não ser que esteja treinando para ser um fisiculturista, um astro de ação ou atleta profissional, permita-se uma refeição livre a cada 7 dias. Coma o que tiver vontade, mas não deixe que isso lhe distraia de seus objetivos e dê margem para o ressurgimento de hábitos alimentares indesejáveis. E não se esqueça: trata-se de *uma* refeição livre, e não um dia inteiro de glutão.

A estratégia alimentar forma faixa preta

Proteínas	Carboidratos	Legumes e Verduras	Temperos
Peito de frango	Batata assada	Brócolis	Limão
Peito de peru	Batata-doce	Alface	Azeite Extra-virgem
Salmão	Macarrão integral	Cenoura	Manjericão
Atum na água	Inhame	Tomate	Pimenta do Reino
Ricota	Arroz integral	Ervilhas	Cheiro Verde
Ovo	Abóbora	Espinafre	Cebolinha
Carne de búfalo	Iogurte desnatado	Cogumelos	Cebola
Patinho moído	Pão de trigo integral	Pepino	Cravo
Bife de alcatra	Milho	Beterraba	Orégano
Quinoa	Feijão	Vagem	Alecrim
Lentilha	Massas integrais	Couve-flor	Sal Rosa
Castanhas	Biscoito de fibras	Repolho	Alho
Tofu	Bolacha de arroz	Pepino	Pó de canela
Soja	Maçã	Abobrinha	Salsa
Presunto magro	Melão	Salsão	Gengibre
Camarão	Banana	Aspargos	Hortelã

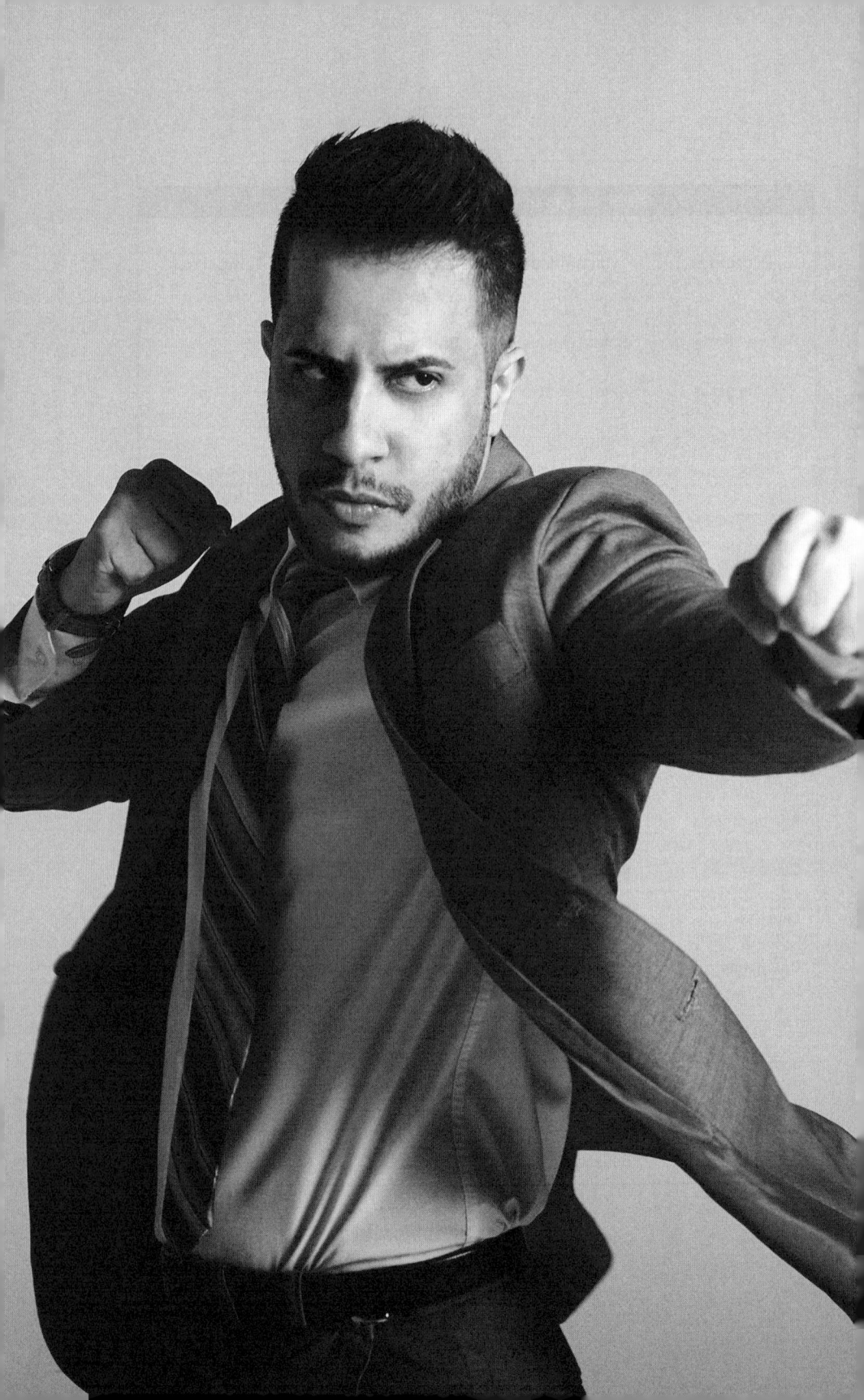

24 HORAS COMIGO

- **5:30 AM:** O despertador toca anunciando o início de um novo dia. Ao lado da cama, mantenho sempre uma garrafa de água. Durante a noite, ficamos desidratados, e, com isso, perdemos força por causa do acúmulo de amônia, ureia, ácido úrico e outras toxinas que você definitivamente não quer em seu corpo. Por isso, minha primeira ordem do dia é sempre beber 400ml de água. Além de reidratar o corpo, a água ajuda a acelerar o metabolismo e preparar o corpo para metabolizar as proteínas e carboidratos essenciais que serão consumidos ao longo do dia.
- **5:45 AM:** Quando acordamos, o corpo está em um estado catabólico devido ao longo período de jejum — isso é, o organismo está utilizando suas próprias reservas para repor energia e tecidos desgastados durante a noite para manter as funções naturais do corpo. Em outras palavras, está consumindo as proteínas que são importantes para a construção muscular e, por conseguinte, prejudicando sua evolução física. Para que isso não aconteça, você precisa de duas coisas: uma proteína e um carboidrato de rápida digestão. Como alimentos sólidos levam mais tempo para serem digeridos, a melhor opção é um *shake* de Whey Protein e Waxy Maize, um suplemento à base de glicose, para otimizar a regeneração dos níveis de glicogênio no organismo. Eu considero esse *shake*, tomado junto a manipulados de cafeína e Vitamina C, o meu primeiro café-da-manhã. Tomo um banho e estou pronto para o primeiro treino do dia.
- **6:00 AM:** Minha primeira sessão de treino é sempre com pesos. Durante muito tempo, optei pelo horário vespertino para ir à academia. Devido à minha agenda atribulada, porém, o horário provou-se ineficiente e de difícil manutenção. Passei, então, a treinar pela manhã e foi a melhor decisão que tomei. Exercícios físicos promovem a secreção de várias substâncias no corpo que, sem dúvida, contribuem para que seu dia seja excelente — como as endorfinas, por exemplo, que melhoram o bom-humor. Além disso, observei que meus níveis de força são muito maiores pela manhã, o que faz meu treino ser mais intenso e produtivo. A garrafa de água me acompanha

à academia. Ao fim do treino (que dura, em média, 45 minutos), já terei bebido 1,5 litro de água nas primeiras duas horas do dia.

- **7:00 AM:** Hora da primeira refeição sólida do dia. Seguindo o princípio *Zengen,* preparo um café-da-manhã com seis ovos mexidos, batata doce e bacon. Se você estranhou o bacon nessa lista, deixe-me desmistificar algumas noções erradas que você provavelmente cultivou sobre o bacon: a gordura do porco está entre as mais saudáveis que você pode consumir; ela fortalece seu corpo e garante energia, protege o coração, além de aumentar sua expectativa de vida através da Vitamina B3 — um nutriente crítico para proteção do coração e estímulo imunológico, envolvida em mais de 50 processos biológicos do nosso corpo, incluindo suporte adrenal e produção hormonal. Em adição a esse prato, preparo um segundo *shake* consistente de proteína, morango, banana, maçã e diferentes cereais, como aveia, castanha, açúcar mascavo e quinoa.
- **8:00 AM:** Mais um banho e estou pronto para encarar o mundo! Verifico meus e-mails e consulto minha agenda para novos compromissos. Meu primeiro telefonema é para o departamento financeiro das minhas empresas. Gosto de manter um relacionamento próximo com meu médico, meus parceiros de negócios e meus contadores: é essencial que a comunicação entre todas essas partes seja clara e fluída. Releio os roteiros nos quais estou trabalhando e agendo reuniões com diretores, produtores e captadores de recursos para tratar desses assuntos no decorrer da semana.
- **9:30 AM:** Abro a geladeira do meu escritório e tiro a próxima refeição — o *snack* da manhã — de dentro de uma bolsa térmica: uma crepioca com ricota, salada e atum na água. Uma rica e saborosa combinação de proteínas.
- **10:00 AM:** Um jornalista de uma popular rede de televisão está na linha. Ele quer falar sobre o curta-metragem que estrelei que tem recebido premiações em festivais na Espanha, Bélgica e Itália. Gravamos uma pré-entrevista por telefone e concordamos em fazer uma aparição ao vivo no programa para dali a quinze dias, no Rio de Janeiro. Não me incomodo em reservar passagens, pois programas televisivos são imprevisíveis. Certa vez, me ligaram quando estava à caminho do aeroporto para dizer que a matéria havia sido reagen-

dada. Essas coisas acontecem. Prefiro programar meu voo alguns dias antes. Outro convite é de uma organização não-governamental que atende crianças carentes, pedindo-me para dar uma palestra. Prontamente aceito o convite.

- **12:30 PM:** Me reúno com possíveis investidores do meu novo longa-metragem em um restaurante da cidade. Comer fora é sempre um desafio: se você resolve comer tudo que o cardápio oferece, vai se empanturrar de gordura e carboidratos — provavelmente voltando a sentir fome poucos minutos depois. Se decidir ficar apenas na salada, as pessoas vão te olhar como se estivesse pintado de verde. E, acredite, eu já vi atletas profissionais entrando em discussões com atendentes do Burger King às 2h da madrugada por causa da quantidade de calorias no pão com gergelim. A melhor alternativa é montar um prato de forma inteligente: pergunto discretamente ao garçom se tem arroz integral. Ele responde afirmativamente e eu peço uma porção de 200 gramas. Acrescento quatro filés de frango e uma guarnição de salada com alface, tomate, cenoura e brócolis e o almoço está formado.
- **2:00 PM:** Me dirijo ao set de filmagem de *Injustiça,* novo filme que estamos gravando. Faço um aquecimento rápido em preparação para as cenas de luta e reviso o roteiro com meu preparador de elenco. Programo o celular para despertar às 15h30, para eu não perder o horário da próxima refeição.
- **3:30 PM:** O alarme do celular soa e eu aproveito uma brecha entre as cenas para fazer mais um *snack*. Novamente, opto pela crepioca, mas dessa vez com peito de peru, mussarela e salada. Além de adorar o sabor, considero a crepioca um alimento prático e extremamente funcional, me fornecendo todos os nutrientes que preciso, além de servir como substituto ao pão, que contém glúten, componente que evito ingerir pelas mesmas razões que o leite. Complemento o lanche da tarde com uma maçã inteira.
- **6:45 PM:** Após uma tarde inteira de gravação, é hora de jantar: seis ovos mexidos com legumes, verduras e folhas diversas. Uso pelo menos três temperos da lista permitida.
- **7:30 PM:** Dedico este período para fazer os exercícios aeróbios e de fortalecimento do programa Forma Faixa Preta. Decido fazer uma hora desses exercícios e outros 30 minutos de *sparring* (prática de luta) em MMA com

meu amigo Alex Renner, da academia Predador. Alex é amigo pessoal de ícones do UFC, como Wanderlei Silva, Anderson Silva e Maurício Shogun, e aprendeu muitas técnicas ao longo da vida. A queima calórica proporcionada por essas atividades me faz eliminar gordura e manter o corpo seco, ágil e o coração saudável.

- **9:00 PM:** Coloco no papel as metas e tarefas do dia seguinte. Antes de dormir, faço uma última refeição: abacate — uma fruta antioxidante e uma excelente fonte de fibras, ferro, cálcio, potássio, magnésio, ácido fólico e vitaminas essenciais. Essa características auxiliam, inclusive, na qualidade do sono.
- **10:00 PM:** Na minha mesa de cabeceira, mantenho sempre um livro para ler antes de dormir. Cultivo este hábito há cinco anos. Além de ser algo extremamente prazeroso e intelectualmente enriquecedor, serve para acalmar a mente e o corpo, relaxando todo o sistema nervoso, aliviando tensões musculares e diminuindo o ritmo cardíaco. Leio por 15 minutos à meia-luz e depois apago totalmente as luzes para meditar antes de adormecer. Dessa maneira, faço os exercícios relacionados à Inteligência Focal, referidos no segundo capítulo deste livro.

Nenhum dia é igual ao outro, mas essa seria uma rotina típica para mim. Compartilho com você este exemplo de como organizo meu tempo de forma que fique claro o comprometimento e disciplina que deve existir para que você se mantenha em constante progresso, mesmo quando precisamos balancear trabalho e compromissos pessoais à essa equação. A verdade é que eu, você e todas as pessoas do mundo (em forma ou não), têm exatamente as mesmas 24 horas em seu dia. Permanecer forte e saudável é uma escolha que deve começar com uma boa organização pessoal. Se você não tem ideia do que vai fazer no dia seguinte quando acordar, vai perder muito tempo reagindo, ajustando e sendo "empurrado" pelos pequenos problemas que aparecem no decorrer do dia. Quando você se planeja, elimina esses problemas e cria um plano claro sobre como será seu dia. Com isso dito, não é minha intenção que você copie minha alimentação, uma vez que uma dieta depende de inúmeras variáveis que dizem respeito à sua individualidade endocrinológica. Sem levar essas variáveis em conta, seu desenvolvimento pode ser consideravelmente prejudicado. Por isso, use o plano alimentar de Forma Faixa Preta como uma base de reeducação alimentar, para, então, aprimorar seu rendimento a partir de uma prescrição feita especificamente para você.

CONSIDERAÇÕES FINAIS SOBRE NUTRIÇÃO

Ao concluirmos essa explicação, é seguro afirmar que você tem, agora, mais conhecimento para alcançar suas metas de saúde e bem-estar físico do que uma grande parcela da população. Decidi dedicar uma grande porção da seção *O Mapa do Sucesso* para debater os princípios essenciais da nutrição eficaz com duas intenções em mente: simplificar o complexo labirinto de informações nutricionais existentes e garantir que você não cometa os mesmos erros que eu cometi — e que milhares de pessoas ainda cometem todos os dias. Alimentação, afinal, é uma área onde aquilo que você *não sabe* pode, definitivamente, atrasar (ou anular completamente) o seu progresso e, em alguns casos, até comprometer sua saúde a longo prazo.

Se alimentar de forma saudável, afinal, é relativamente simples. Se você utilizar tudo que aprendeu até aqui, estou certo de que poderá controlar seu peso, sua saúde e a composição do seu corpo com muito mais assertividade, além de ser capaz de utilizar ao máximo as informações oferecidas a partir daqui para levar seu corpo ao próximo nível de excelência. Isso não significa dizer, contudo, que será *fácil*. Se você, como a maioria das pessoas, tem sido refém da indústria alimentícia, sustentado hábitos alimentares indesejáveis por anos e falhado em perder peso repetidas vezes tentando alguma dieta da moda, saiba que sua batalha é, a partir de agora, totalmente psicológica — e ela acontece contra seu oponente mais forte: você.

Da mesma forma que um foguete espacial demanda 90% de sua energia para ser lançado ao espaço, você precisará de toda força de vontade e desejo de vitória que lhe fez apanhar este livro e chegar até aqui para dar o primeiro passo. O escritor Corban Clay certa vez cravou: "O primeiro passo sempre é o mais difícil. Porém, depois dele, estará a glória ou o aprendizado para o próximo". Essa frase também é verdadeira no que diz respeito à transformação de nosso corpo. Você encontrará resistência e tentações — e pode ser que já até tenha sucumbido a algumas delas no passado. Não pense nisso agora. Este é um recomeço; uma oportunidade de fazer valer seu desejo de mudança. Pois mesmo com todo o impulso necessário que o foguete precisa para decolar, apenas 10% é necessário para mantê-lo em movimento. Em outras palavras, está em sua coragem em mudar e dar o primeiro passo a chave para todo o sucesso que se seguirá. Uma simples atitude pode mudar sua história. Essa atitude é sempre resultado de uma decisão poderosa — decisão esta que você *já tomou* no começo deste livro!

A competição de um verdadeiro faixa preta nunca é com os outros — é sempre sobre vencer suas próprias limitações e conquistar tudo aquilo que você deseja e projeta para si. Portanto, agora é hora de focar nos três passos que irão fazê-lo manter a rota e adotar um novo estilo de vida — *para sempre!*

1. **Viva o agora:** Não me importa quantas vezes tentou emagrecer, ganhar músculos ou mudar seus hábitos alimentares. Tampouco me importa se passou os últimos dez anos se alimentando de pizza, refrigerante e torresmo boiando no óleo. Você tem *agora* o conhecimento que não tinha antes — e isso torna o *presente* o momento ideal para começar a transformação que você sempre desejou. Muitas pessoas abandonam seus sonhos e objetivos porque ficam presos aos fracassos do passado — mesmo tendo mais experiência, conhecimento e habilidade do que nunca para conquistar tudo aquilo que sempre sonharam! Não abandone seu potencial, desenterre seus sonhos. Ainda que você não tenha todo o conhecimento, toda a autoconfiança, dê o primeiro passo. Quando você quer algo de verdade, acredita em si mesmo e se move com o que tem em mãos em direção a uma visão, sem reclamar e sem olhar para o passado, algo de bom acaba acontecendo. Comece hoje e viva o agora! Existe algo incrível te esperando!

2. **Fale como um Faixa Preta:** Você aprendeu durante as Três Inteligências do Guerreiro sobre a importância das palavras (Inteligência Verbal). A

poderosa descarga emocional que as palavras têm sobre seus sistema nervoso não pode ser ignorada. Atribua palavras encorajadoras ao seu vocabulário. Exclua, por exemplo, o verbo "tentar" de seu dia-a-dia. A ideia de "tentar" carrega consigo um pressuposto de fracasso — e seu cérebro interpretará isso como um sinal de que falhar é aceitável. Uma vez tomada sua decisão de transformar a sua vida, é sua tarefa proteger seu sonho, sua visão e sua autoconfiança. Para isso, é essencial falar o idioma dos campeões: "eu consigo", "eu vou treinar", "eu alcanço tudo aquilo que coloco em minha mente".

3. **Não deixe seu sonho na mão:** Repetição e perseverança carregam consigo a essência da convicção. Cada vez que você faz uma promessa a si mesmo e a cumpre, você está enviando uma mensagem definitiva ao seu cérebro de que você se respeita e de que você tem respeito pelas suas metas. Porque nossa mente sempre vai buscar o prazer e fugir da dor, é comum que surjam ofertas de um caminho mais fácil — principalmente quando nos propomos a mudar nossa alimentação. É sua responsabilidade reconhecer essas ofertas e destruí-las. Ela pode vir na forma de um desejo por doces na madrugada; não há ninguém por perto, então sua mente lhe diz: *"Um pedacinho só não faz mal. Sem falar que a energia desse carboidrato pode vir à calhar no treino de amanhã cedo... você vai queimar tudo isso mesmo. É, vá em frente. Não tem problema..."* Quando sucumbimos a esse tipo de desejo sabendo que é errado, estamos nos enganando e deixando nosso respeito próprio se esvair pelo ralo. Dessa forma, um pedaço de chocolate vira dois, três, quatro... e quando você se dá conta, voltou aos velhos hábitos de antes. Com isso, sua autoconfiança e desejo ardente de mudança desparecem e, no lugar deles, crescem a incerteza, o arrependimento e a raiva consigo mesmo. Se você chegou até aqui, estou certo de que tem a força e a disciplina para não deixar seu sonho na mão! Use esses pensamentos como uma oportunidade de mostrar a si mesmo quem está no comando — sua força ou sua fraqueza.

"REPETIÇÃO E PERSEVERANÇA CARREGAM CONSIGO A ESSÊNCIA DA CONVICÇÃO."

A FILOSOFIA DE TREINAMENTO DE FORMA FAIXA PRETA

A ALIMENTAÇÃO DE BOA QUALIDADE É TÃO IMPORTANTE QUANTO AS TÉCnicas de exercícios que você aprenderá nessa seção. Ao moldar seus hábitos alimentares com o que seu corpo necessita para se recriar e se energizar, você está construindo um alicerce sobre o qual poderá desfrutar de um progresso rápido e gratificante a partir de nosso programa de treinamento — não apenas em termos de redução de gordura e aumento de força e massa muscular, mas também em todas as áreas da sua vida: sua capacidade de concentração, seus níveis de energia, sua vitalidade e sua disposição para enfrentar e superar desafios. Nesse sentido, considero a arte de se exercitar como a mais pura forma de meritocracia: você obtém dela exatamente aquilo que coloca.

Agora que você compreende os fundamentos da nutrição eficaz e enxerga as diferentes variáveis que compõem o desenvolvimento corporal de um ser humano (inclusive as armadilhas que se encontram nesse percurso), é provável que esteja se questionando se o método usado pelo sistema convencional de treinamento que vemos todos os dias nas academias não seria, afinal, tão falho e ineficiente quanto o conceito de "comida saudável" que vemos nas prateleiras dos supermercados (você já aprendeu, não tem nada de saudável). A resposta é um alto e sonoro *"sim!"* Tal como os equívocos nutricionais cometidos todos os dias, a maioria das pessoas tem valorizado exponencialmente os exercícios errados — dando pouca ênfase aos métodos de execução —; longos períodos em cima de um esteira e infindáveis repetições. Esse estilo de treinamento tem sido baseado nos interesses da indústria da boa forma, um campo repleto de inverdades e promessas vazias. Em geral, a pessoa em busca de uma melhora física passa horas na academia, fazendo inúmeras repetições e gastando pequenas fortunas em suplementos e pílulas "milagrosas" — simplesmente para ver pouco ou nenhum resultado em seu corpo. Por outro lado, as revistas e sites especializados divulgam programas de treinamento que não só reforçam esses hábitos, como também usam de diversas técnicas para manter as pessoas reféns deste modelo ultrapassado e sem substância. Como resultado, milhares de pessoas abandonam a prática de exercícios duvidando de suas capacidades, considerando-se inaptos e absolutamente desmotivados com a ideia de transformarem suas vidas — características que, como vimos na primeira parte deste livro, é essencial e o principal diferencial dos campeões da vida. Estudar e considerar as estratégias específicas que diferentes pessoas usam para atingir resultados incríveis em relativamente pouco tempo nos oferece uma via expressa ao conhecimento, tornando possível produzir com mais rapidez e facilidade os resultados que queremos. Foi exatamente isso que fiz com este programa.

Ao longo dos últimos quinze anos, tive a oportunidade de trabalhar e aprender com alguns dos melhores treinadores e médicos esportivos do mundo. Através do conhecimento que adquiri durante este período, sintetizei e criei um método especial e potente de transformação que batizei de Forma Faixa Preta. Como o próprio nome sugere, a principal fonte deste método são as Artes Marciais. Tudo nele baseia-se em princípios comprovados, formulados de maneira gradual, em 8 estágios, para te ajudar a alcançar seus objetivos de boa forma — seja você um praticante veterano, ou um iniciante. Não se trata de um simples programa de treinamento, mas de uma *filosofia* que desenvolvi para atingir todas minhas metas. Com isso, quero dizer que você não estará somente desenvolvendo seu corpo, seu condicionamento cardiovascular e seus músculos, mas também exercitando sua mente através da superação constante de si mesmo, se fortalecendo em todos os aspectos de sua vida. Por esse motivo, o mesmo programa que funcionou pra mim também funciona para qualquer pessoa — e isso inclui *você!*

Em qualquer país, cultura ou região do mundo, a preocupação com a forma física é presente, como bem deveria ser. Desde a antiguidade, o Homem vem se dedicando à realização de tarefas acrobáticas e funambulescas, que evoluíram no decorrer dos tempos — as Artes Marciais, e suas diferentes variações, sempre estiveram no epicentro deste movimento. Um exemplo característico dessas atividades é a ginástica de solo, inicialmente praticada em danças sacras por povos antigos. Na época áurea da Grécia, o que veio a ser conhecido como luta greco-romana desempenhou um relevante papel no treinamento dos guerreiros espartanos que, indubitavelmente, foram os soldados mais disciplinados e bem dotados fisicamente que a história já registrou. Os gregos a reconheciam como uma excelente forma de desenvolver a destreza física e mental. Os romanos também devotaram grandes esforços e ênfase especial ao treinamento físico, cujo primordial objetivo era produzir guerreiros valentes e vigorosos. A deterioração gradativa da aptidão física e dos ideais que envolvem os preceitos de saúde e vigor foram alguns dos antecedentes mais importantes da queda do grande Império Romano.

Agora, se a ideia de praticar exercícios inspirados em lutas lhe intimida, saiba que não está sozinho. Muitas pessoas enxergam lutadores da mesma forma que enxergam leões: com admiração, mas também uma boa dose de medo. A verdade, porém, é que as Artes Marciais não estão mais relegadas aos porões escuros das academias e limitada aos brutamontes com fama de encrenqueiros. Hoje, qualquer *dojo* é comumente frequentado por crianças, homens, mulheres, pais e mães. Todos têm uma história diferente para contar sobre como chegaram às Artes Marciais — mas sempre o mesmo objetivo em comum: *se tornarem pessoas melhores*. E deixe-me dizer uma coisa: poucas modalidades no mundo são capazes de esculpir seu corpo e treinar sua mente como as Artes Marciais. Com um bom plano de treinamento (que eu vou mostrar a partir da próxima seção), metas claras (você já criou as suas com a tabela do Método WAR™, certo?) e progresso gradual, estou certo de que você poderá criar uma nova realidade para seu corpo, sua mente e sua vida.

Da forma como vejo, é impossível ter uma vida plena e atingir seu real potencial sem algum tipo de exercício físico. Soa um pouco extremo? Talvez esses fatos ajudem a colocar essa afirmação em perspectiva: você sabia que, depois dos 20 anos é quando você efetivamente começa a envelhecer?

Ao contrário do que muitos pensam, você não perde massa muscular em razão do processo de envelhecimento — *o processo de envelhecimento é que é consequente da degradação do tecido muscular.* Pense nisso por um instante. Quando você chega aos 25 anos, seu corpo está se dissipando lentamente. Com a perda de músculo que passa a ocorrer nessa fase, diminui-se o número de calorias diárias necessárias para ganhar peso. Como a maioria das pessoas nunca avaliam seus próprios hábitos, começam a acumular gordura à medida que perdem músculos. Isso explica a famosa barriguinha da meia-idade e a célebre frase "casar engorda".

Por outro lado, deixe-me citar alguns benefícios que o programa Forma Faixa Preta pode trazer a você: exercitar-se com este método constrói músculos, fortalece ossos, ligamentos e tendões. Aumenta sua coordenação, agilidade, flexibilidade, além de produzir efeitos incríveis em sua confiança e níveis de energia. De forma geral, exercícios melhoram seu humor, aumenta seu rendimento no trabalho e sopra vida nova em todas as áreas imagináveis de sua vida. Em outras palavras, eu volto a enfatizar: é *impossível* ter uma vida plena e atingir seu real potencial sem algum tipo de exercício físico. Eu realmente acredito nisso.

E o melhor do método que você está a prestes a conhecer é que você não precisará mudar toda a sua rotina para fazer isso. O programa de treinamento que você irá descobrir é rápido, dinâmico e não toma mais que 20-40 minutos do seu dia para deixa-lo na melhor forma de sua vida!

Vamos dar uma olhada nas técnicas que o tornam tão eficaz.

O MÉTODO

Este programa foi pensado e estruturado de forma que você desenvolva músculos, perca gordura, ganhe flexibilidade e redescubra seu potencial. É o treinamento que venho realizando para diferentes papéis no Cinema e dividido com centenas de pessoas das mais variadas idades — todos com resultados incríveis! Ele se baseia em três pilares básicos: calistenia, Artes Marciais e pesos.

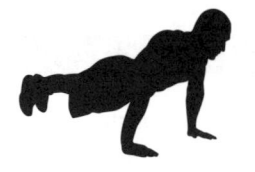

Calistenia: Exercícios nos quais você usará a resistência do peso do próprio corpo para construir músculos e desenvolver seu sistema cardiovascular — sem a necessidade de equipamentos e aparatos de ginástica.

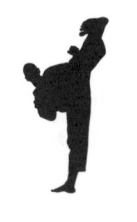

Artes marciais: A partir de movimentações de luta, você desenvolverá coordenação motora, flexibilidade, fortalecimento muscular e explosão, ao mesmo tempo que proporciona gasto calórico, ajudando a eliminar gorduras e manter o físico harmonioso.

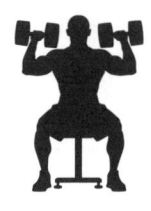

Pesos: Levantamentos clássicos que ajudam a esculpir os músculos e proporcionam aumento de força e resistência.

O programa de treinamento Forma Faixa Preta é dividido em oito estágios de uma semana cada. O período de oito semanas é meu desafio pessoal a você, no qual eu me coloco ao seu lado, como seu instrutor particular para cada passo do processo que irá redefinir seu corpo e sua mente, ajudando-o a descobrir sua capacidade e garantindo que você se mantenha no rumo certo para o restante de sua vida — uma vida com mais saúde, energia e realizações do que você jamais imaginou. Isso não significa que, ao fim das oito semanas, você terá atingido seu nível máximo de evolução física, ou que terá todas as habilidades — físicas e mentais — de uma faixa preta. Significa que você saberá, sem sombra de dúvidas, que a transformação que você realizou em sua vida a partir de um novo padrão de respeito e determinação pelo seu corpo é apenas um exemplo da capacidade que você tem de alcançar qualquer objetivo que colocar diante de si.

Cada estágio do seu treino é representado por uma das faixas do Karatê. São elas:

Nível iniciante

Você praticará movimentos básicos de luta e exercícios de calistenia. Daremos ênfase à construção de um condicionamento-base para aprimoramento posterior.

- **Faixa branca (semana 1):** Simboliza a busca pela purificação e transformação que o praticante deve possuir diante do infinito conhecimento que tem diante de si. Representa a inocência e clareza de pensamentos, a tela em branco onde se formará todo o mais.
- **Faixa amarela (semana 2):** Representa a semente que, com o tempo, se fortalecerá sob o sol. Ponto onde o conhecimento começa a aflorar.
- **Faixa vermelha (semana 3):** Sugere motivação e vontade, o ponto de partida para novas conquistas.

Nível intermediário

Você praticará combinações mais avançadas de luta, em intensidade acentuada e exercícios calistênicos com grau maior de dificuldade.

- **Faixa laranja (semana 4):** Uma cor que mistura as duas cores anteriores, sugerindo que o conhecimento dos graus passados devem acompanhar o praticante na busca diária por adaptabilidade, aprimoramento e melhora constante.
- **Faixa verde (semana 5):** A cor mais harmoniosa de todas, o verde representa a esperança e a fé, simbolizando a harmonia e equilíbrio que o praticante deve possuir dentro de sua busca pelo seu objetivo.
- **Faixa roxa (semana 6):** Uma cor metafísica, o roxo representa, nas tradições mágicas, a transformação. Ela é vista como a cor da energia cósmica e da inspiração espiritual, componentes essenciais para a ascensão ao próximo nível.

> **Nível avançado**
>
> Você praticará combinações mais avançadas de luta, em intensidade acentuada, exercícios calistênicos com grau maior de dificuldade e trabalho de resistência com pesos.
>
> - **Faixa marrom (semana 7):** A cor da terra e da solidificação, onde o praticante finca as raízes de todo o conhecimento adquirido até aqui e se torna sólido como uma rocha, firme em seu propósito.
> - **Faixa preta (semana 8):** Representa a maturidade, o ponto no qual o praticante conseguiu dominar todos os elementos das faixas anteriores e internalizar a filosofia do auto-aperfeiçoamento em seu espírito.

AS TRÊS CHAVES DO CRESCIMENTO MUSCULAR

Não é raro vermos pessoas que, por mais que se esforcem, simplesmente não alcançam o desenvolvimento muscular desejado — e, sim, isso também vale para você que busca apenas um corpo tonificado: baixo percentual de gordura e uma boa qualidade de massa magra, ou seja, músculos. Por muito tempo, eu fui vítima disso e estou certo de que, assim como eu, muitos que hoje se encontram na mesma situação já se fizeram essa mesma pergunta: "Eu estou fazendo a coisa certa?" Estatisticamente falando, a resposta mais provável para essa pergunta seria "Não." Isso porque um dos problemas mais comuns com os muitos programas de treinamento praticados em academias por aí é que eles simplesmente não oferecem as três chaves necessárias para o desenvolvimento muscular. Em geral, esses protocolos partem da concepção equivocada de que aumentar a musculatura é meramente resultado de incontáveis horas na academia e infindáveis repetições. No entanto, se analisarmos cientificamente como se dá o processo de crescimento muscular, passamos a

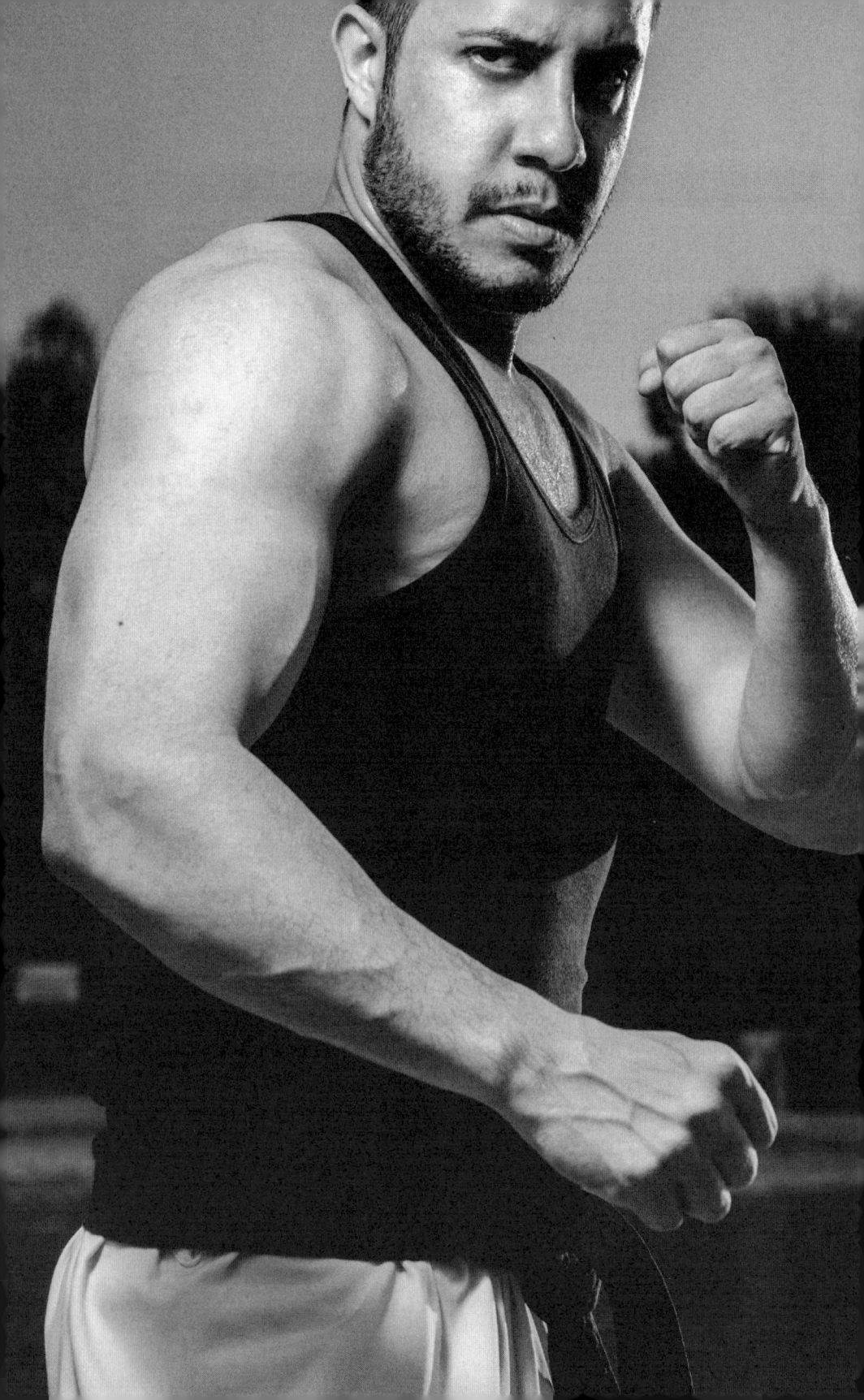

compreender que resultados muito melhores podem ser alcançados em menos tempo se simplesmente fizermos *a coisa certa*.

Muitas pessoas acreditam que é durante os exercícios que ganhamos músculos. Na realidade, quando levantamos pesos, ou praticamos qualquer atividade de resistência, estamos provocando pequenas lesões nas fibras musculares para que, depois, o corpo recupere, dando assim, início ao processo conhecido como hipertrofia — termo que se refere ao ganho muscular. Em outras palavras, para que o crescimento do músculo aconteça, devemos danificar as fibras musculares de forma que, em seguida, ocorra uma esforço biológico para repará-las, levando ao aumento da fibra muscular. O múltiplas-vezes campeão de fisiculturismo Dorian Yates, costuma fazer uma analogia interessante sobre o assunto: "Se você cortar sua mão com uma lixa, a região onde aconteceu aquele ferimento vai formar uma camada, cicatrizar e se tornar mais espessa, mais forte". Ele continua: "Mas se você continuar passando a mão na lixa sem permitir que a cicatrização aconteça, terá apenas uma mão ensanguentada". As palavras de Yates remetem ao que todo atleta deve buscar na prática de atividade física, independentemente de sua modalidade: provocar microlesões no músculo e respeitar o período de recuperação do corpo. Isso já é informação o suficiente para você avisar aquele seu amigo que ele não precisa fazer 500 abdominais por dia para conseguir ficar com a barriga definida.

Além da nutrição adequada, é imprescindível que seu corpo esteja recebendo os estímulos corretos para atingir seus objetivos — isso significa que, tão importante quanto alimentar seus músculos, é preciso entender com precisão as leis que regem o ganho de massa suprafisiológica para que você não dispense tempo, dinheiro e esforço sem jamais ver resultados. Essas leis — que eu chamo aqui de *As três chaves do crescimento muscular* — são a espinha dorsal de qualquer programa de treinamento focado em resultados. A chave para se tornar mais forte, maior, mais rápido, ou qualquer combinação dos três, depende da sua habilidade de manipular essas variáveis. São elas:

1. **Biomecânica:** Cada exercício tem o objetivo de estimular determinadas partes do corpo. O erro mais comum que se vê em academia refere-se a

movimentos executados de maneira imprópria. Entre os novatos, isso pode ocorrer por simples falta de conhecimento. Já entre os veteranos, o erro é geralmente provocado pelo ego: na ânsia de levantar uma quantidade cada vez maior de peso, sacrificam a forma, utilizando impulso e peso do corpo para movimentar a carga — provocando quase nenhum estímulo ao músculo-alvo e aumentando exponencialmente a tensão nas juntas e ligamentos, criando um risco inevitável de lesões. Não se prenda a números — seja de repetições, ou de peso na máquina. Quem controla o peso é você, e não o inverso. Trabalhe com uma carga moderada, busque a contração máxima do músculo em cada repetição com controle da fase concêntrica (quando um peso está sendo levantado, ação muscular também conhecida como *contração*) e excêntrica (quando um peso está sendo baixado de forma controlada), e aprenda a ativar completamente suas fibras musculares de forma a chegar no estado desejado de microlesões, que impulsionam o crescimento muscular. No programa de treinamento de *Forma Faixa Preta,* dou muita ênfase à forma de execução dos exercícios para garantir que voce saiba o que fazer e como fazer para alcançar mais resultados, em menos tempo.

2. **Força:** Deixe-me lhe contar um segredo: não há nada de mágico no número de repetições prescrito em um programa de treinamento. Se você faz oito ou quinze repetições, realmente não faz tanta diferença quanto *como* você as está fazendo. É o máximo que você consegue? Seus músculos atingiram o nível de exaustão que precisam atingir para ocorrer qualquer tipo de adaptação fisiológica? Certa vez, perguntaram para o campeão de boxe Muhammad Ali quantos abdominais ele era capaz de fazer. "Quinze ou vinte", respondeu o lutador, para o espanto de todos. "Só isso?", alguém indagou, incrédulo. "Eu não conto os abdominais que faço", Ali replicou, "eu só começo a contar quando começa a doer, porque estes são os únicos que precisam ser contados. Isso que faz você ser um campeão". Ali compreendia que, o que era mais importante do que o número de abdominais que era capaz de fazer, era sua capacidade de superar suas próprias limitações. A pessoa que não se desafia dentro de um programa

de treinamento, certamente não terá muito progresso. Isso não significa que devemos jogar a precaução pela janela e levantar o máximo de peso humanamente possível, nem exceder seus limites individuais. Significa, porém, que devemos buscar uma progressão constante no que se refere a carga (no caso do trabalho com pesos), intensidade e resistência (no caso das artes marciais ou aeróbios) — respeitando, é claro, a primeira chave do crescimento muscular. Muitas pessoas colocam demasiada ênfase no espelho ou nos números da balança. Ao invés disso, direcione seu foco em *progredir e desafiar-se a cada treino*. Estou certo de que a imagem no espelho e os números na balança refletirão essa atitude.

3. **Intensidade:** Todos temos diferentes ideias do que é *real* intensidade. Isso remete à história de Roger Bannister, contada no início deste livro — cada um de nós tem uma barreira mental a ser vencida. Os parâmetros dessa intensidade e do que consideramos difícil é um resultado direto daquilo que vivenciamos. O motivo pelo qual as pessoas passam horas na academia levantando peso ou correndo em uma esteira sem *qualquer* resultado mesmo depois de meses, é porque não estão se exercitando com a intensidade correta. Já a partir da primeira fase do treinamento de *Forma Faixa Preta*, você alcançará uma resistência maior através do aumento gradativo de sua frequência cardíaca, ao mesmo tempo em que se torna cada vez mais forte.

POR QUE O MÉTODO DE FORMA FAIXA PRETA FUNCIONA

Se você me dissesse quinze anos atrás, que eu estaria escrevendo esse livro hoje, eu diria que você está louco. Como a maioria das pessoas, eu experimentei diversos métodos, suplementos e exercícios, sem jamais colher os frutos dos meus esforços. Não importava quantas horas eu dedicava aos treinos, ou quanto peso colocava em uma barra, meu corpo não ficava mais forte e minha forma física permanecia inalterada. Felizmente, ao longo dos últimos anos, tive a oportunidade de trabalhar e aprender com alguns dos melhores treinadores e atletas do mundo — e, como já mencionei, os diversos heróis da vida real que dividiram comigo seus êxitos e frustrações. Estudei os princípios reais do crescimento muscular, os conceitos por trás da perda de gordura e o que era preciso, afinal, para construir um corpo forte e saudável com poucos minutos de treino por dia. Este livro reúne, em uma única metodologia, tudo o que aprendi — e o que a ciência comprovou — ao longo desses anos.

Como artista marcial e ator, essas ferramentas me permitiram alcançar metas inimagináveis. Ao meu ver, no entanto, esses segredos não devem ser guardados somente a atletas de alta performance ou celebridades — eles devem ser compartilhados de forma que qualquer pessoa possa ter a chance de *merecer* resultados extraordinários. Sim, este é um livro sobre como se tornar sua melhor versão, mas não se limita à imagem que reflete no espelho: este treinamento vai lhe transformar em uma *pessoa melhor;* mais saudável, mais ágil, com mais autoestima e confiança do que jamais imaginou possível.

Tudo em *Forma Faixa Preta* é fundamentado em princípios comprovados, formulados de maneira estratégica e precisa para estimular o aumento de força e massa magra, ao mesmo tempo que queima gordura corporal e melhora seu condicionamento físico, flexibilidade e saúde. Através da combinação única de exercícios calistênicos, movimentos de Artes Marciais e levantamento de peso, você vai elevar sua frequência cardíaca e entrar em uma zona de queima de gordura e crescimento muscular quase que instantaneamente! Em outras palavras, com o programa de treinamento de *Forma Faixa Preta,* você se exercita em menos tempo e tem mais resultados — visíveis logo nas primeiras semanas.

Para entender como isso é possível, vamos analisar, na prática, os pilares que compõem o programa. Considere o seguinte treino: em um tempo de 5 minutos, fazemos (após aquecimento) quinze flexões de braço, intercaladas com séries de agachamentos com chute alto, mais oito repetições de barra fixa. Nesse curto espaço de tempo, você terá coberto três dos principais padrões de movimentos — empurrar, agachar e puxar —, além de atingir todos os principais grupos musculares. Com as flexões, trabalha-se o tríceps, o deltoide anterior, o abdômen e o peitoral; com o agachamento com chute alto, trabalha-se as pernas (coxa e glúteos); com a barra fixa, trabalha-se o grande dorsal, bíceps e a porção inferior do trapézio. Portanto, mesmo com um treino curto, é possível compreender o quão rápido você pode obter resultados fazendo a coisa certa. Se recorda da terceira chave do crescimento muscular? *Intensidade* é a variável fundamental para o sucesso do programa. Com o treino citado, por exemplo, a ideia é que não haja intervalos de descanso pré-definidos. Você descansará apenas *se* necessário para não haver diminuição de intensidade, mantendo-se na zona de queima de gordura que é alcançada através da aceleração dos batimentos cardíacos (algo que você aprenderá a fazer já no aquecimento).

Para ilustrar a diferença na eficiência do programa de treinamento de *Forma Faixa Preta* comparado aos métodos convencionais de treinamento (focados em apenas uma das modalidades, com grandes intervalos de descanso), considere o seguinte estudo realizado pela Universidade de Virgínia (EUA):

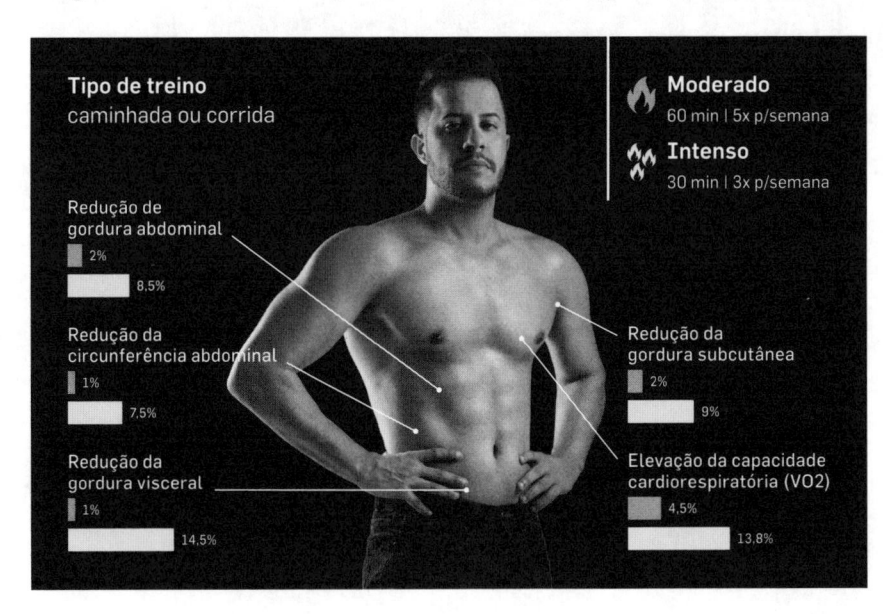

Tipo de treino
caminhada ou corrida

Moderado
60 min | 5x p/semana

Intenso
30 min | 3x p/semana

Redução de gordura abdominal
- 2%
- 8,5%

Redução da circunferência abdominal
- 1%
- 7,5%

Redução da gordura visceral
- 1%
- 14,5%

Redução da gordura subcutânea
- 2%
- 9%

Elevação da capacidade cardiorespiratória (VO2)
- 4,5%
- 13,8%

A abordagem holística e integrada de *Forma Faixa Preta* permite que você vá muito além de um corpo em forma e alcance força, determinação e energia para viver seus sonhos — tudo isso com poucos minutos de exercícios por dia.

A hora moldar seu corpo e sua vida chegou.

É agora.

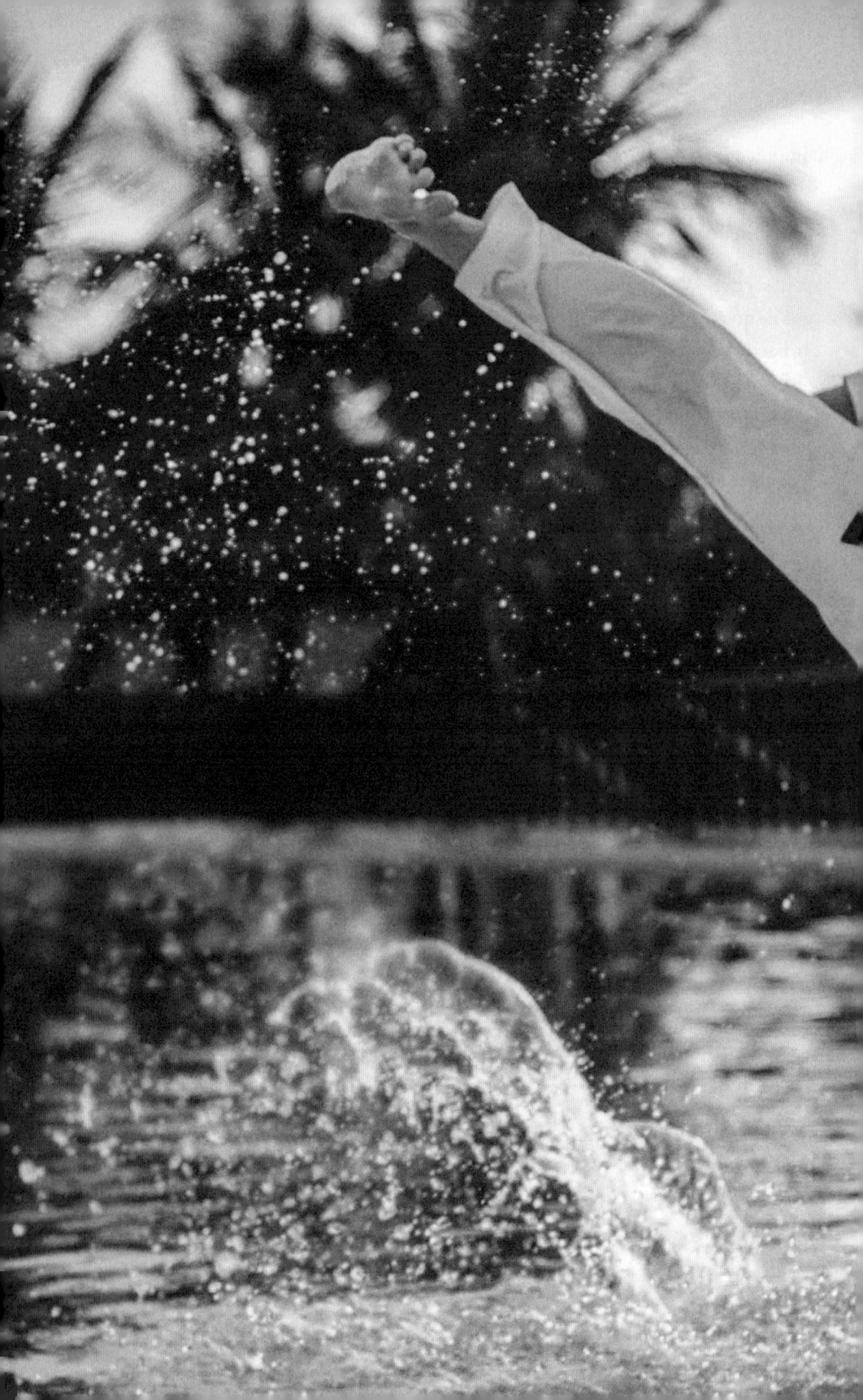

TERCEIRA PARTE

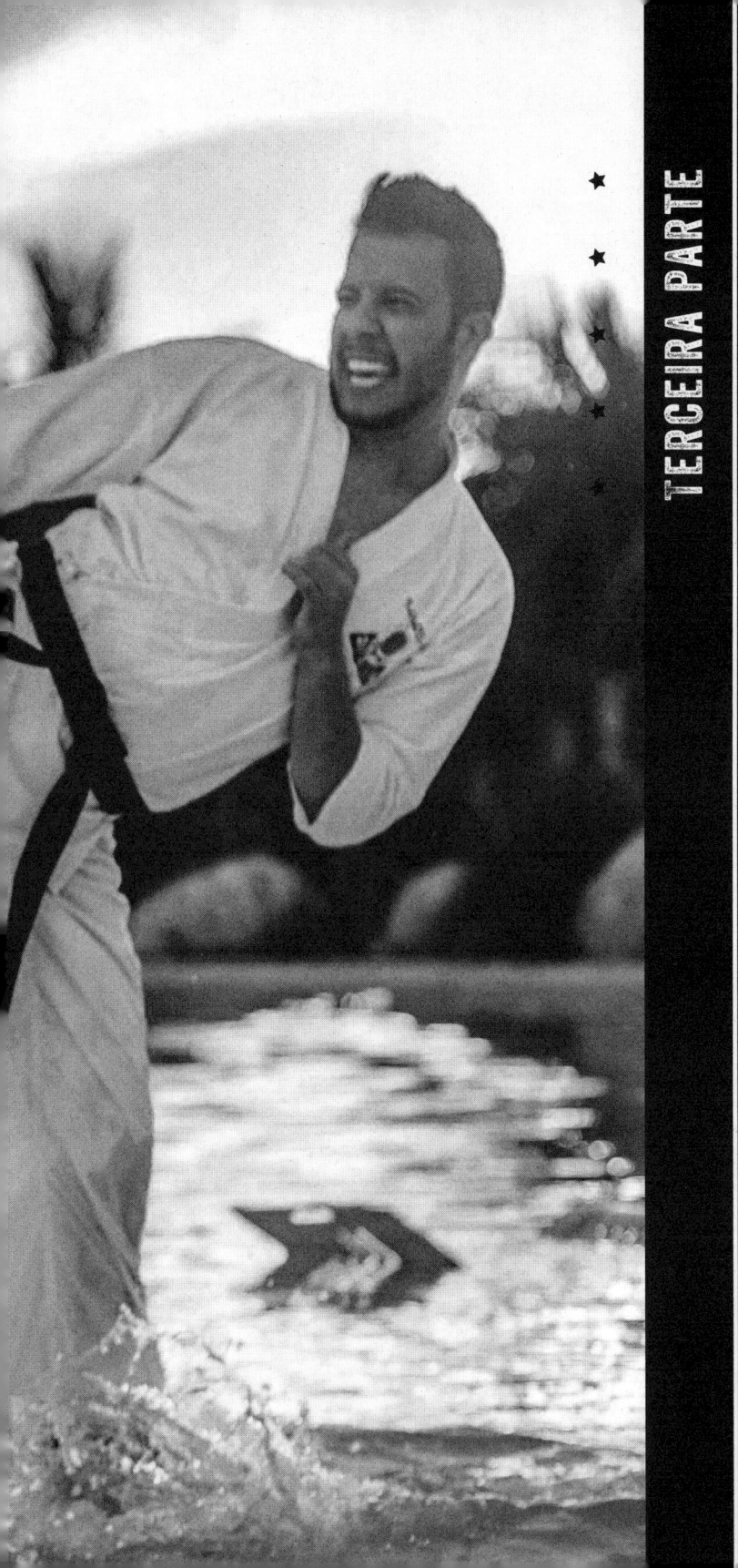

OITO SEMANAS PARA MOLDAR SUA VIDA

O TREINAMENTO

CHEGOU A HORA DE "AMARRAR A FAIXA", ARREGAÇAR AS MANGAS E FAZER aquilo que *ninguém* pode fazer por você: *a sua parte!* O treinamento que compartilho com você agora é eficiente (você verá resultados logo nas primeiras semanas), eficaz (você não passará horas a fio em um academia), dinâmico e integrado (trabalhando seu corpo e mente de forma holística e interdependente, como, de fato, é). Como alguém que nunca tocou em esteroides ou drogas anabolizantes de qualquer tipo, posso lhe afirmar que construí meu corpo usando apenas os exercícios descritos neste capítulo e seguindo as diretrizes nutricionais comentadas no último capítulo.

Durante as páginas deste livro, lhe apresentei uma porção de coisas — a maior parte do qual você pode aplicar imediatamente. A essa altura, eu espero que você já tenha despertado o seu "mestre interior" e se colocado em uma posição rica de recursos para tomar novas decisões e gerenciar suas emoções, a fim de criar uma visão inspiradora para si e se manter firme em seu propósito de saúde e boa forma. Com pleno conhecimento dos princípios que regem o sucesso nutricional e fisiológico de qualquer programa de treinamento, você deve estar agora preparado para assumir o controle da sua vida e extrair dela todo o poder, energia e vigor que sabe que podem ser seus.

Organizei as informações deste capítulo de forma que você possa visualizar seu progresso, dividindo seu treinamento em três etapas, conforme descrito no capítulo anterior. A lista de exercícios deve ser lida cuidadosamente junto com a descrição detalhada dos movimentos, relacionados no próximo capítulo (dividida em aquecimentos, calistênicos, artes marciais e treinamento resistido), a fim de evitar que você cometa erros. É claro que, antes de começar a praticar as atividades propostas neste livro, você deve procurar a orientação de um médico. Se puder desenvolver este treinamento sob a supervisão de um profissional qualificado, eu recomendo que o faça. Se você se dedicar à leitura deste capítulo com uma atitude ativa, em vez de passiva, se fizer os exercícios e entrar em ação com a mentalidade de um *faixa preta*, então as páginas seguintes o recompensarão com resultados incríveis e formarão, definitivamente, um novo capítulo na *sua* história.

O treinamento de Forma Faixa Preta é assinado por José Carlos Villa, personal trainer especializado em treinamento personalizado, fisiologia, biomecânica e nutrição esportiva.

OS 10 PRINCÍPIOS DO TREINAMENTO DE FORMA FAIXA PRETA

- Seu treinamento consistirá em um híbrido de exercícios com o peso do corpo, movimentos de artes marciais em alta intensidade e levantamento de peso. A meta é desenvolver seu físico e seu condicionamento de forma global e integrada.
- Independente de já ter tido treinamento prévio ou não, é recomendável que não pule nenhuma etapa deste programa: comece do início e adapte a intensidade/volume dos exercícios caso sinta necessidade.
- Para otimizar seu estímulo muscular, você vai treinar um ou dois grupos musculares por treino.
- O número de repetições sugeridas para cada exercício deve ser sua meta, mas não se preocupe caso tenha dificuldade: lembre-se que não se trata do que você é capaz de fazer em *uma única* sessão de treino, e sim do progresso que você pode alcançar através da superação pessoal constante e progressiva.
- Você deve conseguir terminar todo o treino de *Forma Faixa Preta* em 20-40 minutos.
- O tempo de descanso entre os exercícios é diretamente relacionado ao grau de intensidade sugerido em cada uma das etapas, bem como seu con-

dicionamento físico atual. Comece com descansos entre 60 e 90 segundos e busque reduzir este tempo conforme progride em seu treinamento e condicionamento para 15 segundos ou menos.
- A sensação alcançada após o término de cada um desses treinos deve ser de que deu tudo de si, sem deixar nada pra trás.
- Afine sua conexão mental com seu corpo. Cada exercício deve ser pensado como uma ferramenta. Pense em um martelo e um prego. Se você está tentando martelar o prego, seu foco está no martelo ou no prego? É melhor que esteja focado em seu alvo — o prego — e não na ferramenta, do contrário, seus dedos podem sofrer as consequências! É o mesmo com este treinamento. Coloque seu foco e atenção naquilo que você está mirando — seu músculo —, e não na ferramenta usada para atingir aquilo.
- Durante a execução dos movimentos de artes marciais, busque controlar o movimento em sua totalidade a fim de evitar lesões.
- Os movimentos de artes marciais em alta intensidade não só queimam mais gordura em menos tempo do que opções convencionais de exercícios cardiovasculares em estado estacionário, como esteira e ergométrica, como também preserva o tamanho muscular e melhora o desempenho e flexibilidade.

NÍVEL INICIANTE
(Semanas 1, 2 e 3)

Construindo uma base sólida

Divisão: 5 dias ON / 2 dias OFF
Biomecânica: ★ ★ ★ ★ ★
Força: ★ ★ ★
Intensidade: ★ ★

Toda grande jornada começa com um simples primeiro passo — e esse é o seu! Como um iniciante, a atitude mais inteligente que você pode ter é se libertar das amarras do ego. Não é hora de se gabar pela quantidade de flexões ou sofrer em antecipação pelos números na balança. Ao invés disso, foque no seu progresso e busque a superação pessoal. Em outras palavras, não tente correr antes de aprender a engatinhar. Todas aquelas imagens de "antes e depois" que você vê nos comerciais de televisão vendendo produtos mirabolantes são falsas, e qualquer tentativa de chegar àquele ideal pode acabar com uma sensação de incompetência e incerteza, que definitivamente não é o que queremos. Mas, se você leu todas as páginas e chegou até aqui, estou certo de que é inteligente demais para cair na cilada das falsas expectativas.

Durante a primeira fase deste programa de treinamento, você vai construir uma base mais forte, mais resistente e mais flexível. Não há funcionalidade em um físico extremamente musculoso mas com pouca mobilidade. Da mesma forma, não podemos buscar a flexibilidade em detrimento do ganho de massa magra e todos os benefícios (estéticos ou não) proporcionados por ela. O corpo é um sistema e, como tal, deve ser pensado de forma holística. É por isso que considero essa fase tão importante: é ela que criará a fundação — sólida, forte e coesa — para as etapas seguintes. Para isso, é importante que você saiba controlar as variáveis apresentadas no capítulo anterior, com ênfase absoluta no aspecto biomecânico dos exercícios, buscando uma contração muscular eficiente em todos os exercícios. A intensidade nessa fase é moderada, com descanso de um minuto a 90 segundos entre as séries. Assim, no momento em que sua respiração começar a normalizar, você volta à ação.

Importante: nessa fase, você vai executar a mesma rotina de treinamento por, pelo menos, cinco dias na semana.

Aquecimento dinâmico

Esse processo serve para elevar os parâmetros metabólicos e preparar seu corpo e todo seu sistema para os exercícios a seguir que serão de uma intensidade moderada, porém desafiadora.

- Executar uma caminhada de 3 minutos a uma velocidade de, mais ou menos, 5.0 km/h a 6.0 km/h. Após os 3 minutos caminhando, faça 2 minutos "trotando" em uma velocidade de 7.0 km/h a 8.0 km/h.
- Faça esse processo por duas vezes até totalizar 10 minutos de aquecimento.
- Em seguida, execute 3 séries de 20 segundos de Polichinelo.

Veja a tabela de referências do próximo capítulo para um descrição mais detalhada de como realizar os exercícios do *Aquecimento dinâmico*.

O Treinamento

1. Agachamento somente com o peso do corpo — 4 × 10 repetições
2. Combinação de soco: jab, direto, cruzado — 20 repetições (sem intervalos)
3. Flexão com os joelhos apoiados no solo — 4 × 15 repetições
4. Agachamento com saltos pliométricos — 6 × 5 repetições
5. Agachamento isométrico com as costas apoiadas na parede — 4 × 15 segundos.
6. Abdominal — 4 × 20 repetições

Volta à calma. Nessa fase, vamos voltar nosso sistema cardiorrespiratório ao normal e diminuir a taxa metabólica, fazendo exercícios de alongamento de membros superiores e membros inferiores.

Golpe de mestre: Finalize todo treinamento utilizando os exercícios de Inteligência Focal, exemplificados no capítulo *Desperte seu Mestre Interior*.

NÍVEL INTERMEDIÁRIO
(Semanas 4, 5 e 6)

Aquecendo os motores

Divisão: 4 dias ON / 3 dias OFF
Biomecânica: ★ ★ ★ ★ ★
Força: ★ ★ ★ ★
Intensidade: ★ ★ ★ ★

Após as três primeiras semanas de treinamento (21 dias), você terá formado um novo hábito e construído vias sinápticas em seu cérebro que fortalecem sua habilidade de permanecer firme nos seus treinos e em sua alimentação. Este hábito terá se transformado em um padrão de comportamento e, em dias de descanso, seu corpo passará a sentir falta de se exercitar. Não obstante, é provável que você já tenha começado a notar as diferenças em seu físico e níveis de energia. Trata-se de uma adaptação neuromuscular. Durante os primeiros dias de treino, é natural vermos uma evolução rápida de força, coordenação motora e volume. Nessa fase, dependendo do nível de sedentarismo prévio, o corpo passa por estímulos mecânicos e bioquímicos que farão com que as placas neuromotores adormecidas voltem a ficar ativas. Conforme essas placas vão sendo acordadas e recrutadas pelos diferentes movimentos prescritos neste programa de treinamento, sua força vai aumentar consideravelmente. Durante esse período, no entanto, não há um crescimento muscular substancial.

Agora, com sua fisiologia devidamente adaptada através de repetições e ativação consciente dos músculos, seu corpo estará pronto para receber estímulos cada vez mais intensos a partir dessa segunda fase, dando início ao processo de hipertrofia (ganho de massa muscular). Para isso, você praticará combinações mais avançadas de luta, em intensidade acentuada e exercícios calistênicos com grau maior de dificuldade e menor tempo de descanso entre as séries.

Importante: nessa fase, você vai intercalar um dia de treinamento com um dia de descanso, dando, assim, 48hs de descanso para seus músculos se recuperarem do treinamento intenso.

Aquecimento dinâmico:

- Executar uma caminhada de 2 minutos a uma velocidade de mais ou menos 5.0 km/h a 6.0 km/h. Após os 2 minutos caminhando, faça 3 minutos trotando em uma velocidade de 9.0 km/h a 10.0 km/h, onde sua frequência cardíaca (FC) não ultrapasse os 80% da frequência cardíaca máxima.
- Faça esse processo por duas vezes até totalizar 15 minutos de aquecimento.
- Em seguida, execute 5 séries de 20 segundos de Polichinelo.

Como pode ter notado, já aumentamos um pouco a intensidade e volume do aquecimento e agora, na parte principal do treinamento, também o faremos. Lembre-se de sempre respeitar seus limites a individualidade biológica.

O Treinamento

1. Barra fixa — 5 × 6 repetições (ou até a fadiga)
2. Agachamento somente com o peso do corpo + Chute frontal alternado — 4 × 15 repetições
3. Flexão no solo (sem apoio do joelho) — 4 × 15 repetições
4. Polichinelo — 5 series de 20 seg.
5. Agachamento com saltos pliométricos — 6 × 10 repetições
6. Trabalho de pé + combinação de socos — 2 minutos
7. Apoio no banco para tríceps — 4 × 15 repetições
8. Combinação de soco: jab, direto, cruzado — 20 repetições (sem intervalos)
9. Burpee — 2 × 10 repetições

10. Agachamento isométrico com as costas apoiadas na parede — 4 × 30 segundos.
11. Abdominal — 3 × 20 repetições
12. Abdominal elevando as pernas — 4 × 10 repetições

Volte à calma. Nessa fase, vamos voltar nosso sistema cardiorrespiratório ao normal e diminuir a taxa metabólica, fazendo exercícios de alongamento de membros superiores e membros inferiores.

Golpe de mestre: Caso se sinta apto para tanto, faça a combinação de soco (item 7) com um halter leve em mãos. Mantenha os braços na altura do ombro para recrutar fibras musculares na região do deltoide e controle o movimento, mantendo os músculos sob tensão o tempo todo.

·NÍVEL AVANÇADO
(Semanas 7 e 8)

Forma Faixa Preta

Divisão: 4 dias ON / 3 dias OFF
Biomecânica: ★ ★ ★ ★ ★
Força: ★ ★ ★ ★ ★
Intensidade: ★ ★ ★ ★ ★

Ao chegar nesse nível, você demonstrou para si que tem o comprometimento, a determinação e o ímpeto de chegar onde quer que sua mente determine! Com sua nova rotina de exercícios e alimentação, é provável que você já veja — *e sinta!* — resultados poderosos em seu corpo e sua mente. Tal como a representação da faixa preta, você terá alcançado neste nível a *maturidade*, o ponto no qual domina todos os elementos das faixas anteriores e internaliza a filosofia do autoaperfeiçoamento constante em seu espírito.

Durante a fase avançada do programa, você vai buscar o seu limite; fazer mais exercícios em menos tempo, aumentando seu volume de treinamento e, por consequência, seu condicionamento. Seu corpo não terá escolha senão seguir.

Importante: nessa fase, você vai alternar cada treino diariamente, dando intervalo de um dia de descanso para cada grupo muscular treinado antes de ataca-lo novamente. Exemplo: Treino 1 na segunda, Treino 2 na terça; descanso na quarta; Treino 1 na quinta, Treino 2 na sexta; descanso no final de semana.

Aquecimento dinâmico

- Executar uma caminhada de 2 minutos a uma velocidade de mais ou menos 5.0 km/h a 6.0 km/h. Após os 2 minutos caminhando, faça 3 minutos trotando em uma velocidade de 9.0 km/h a 10.0 km/h, onde sua frequência cardíaca (FC) não ultrapasse os 80% da frequência cardíaca máxima.
- Faça esse processo por duas vezes até totalizar 15 minutos de aquecimento.
- Em seguida, execute 5 séries de 20 segundos de Polichinelo.

Treino 1

1. Extensor + flexor — 3 × 15
2. Agachamento sem peso + Chute frontal alternado — 3 × 15
3. Agachamento com barra — 3 × 15 + 2 min na bike
4. Trabalho de pé — 2 minutos
5. Agachamento isométrico com as costas apoiadas na parede — 4 × 30 segundos.
6. Leg Press + panturrilhas sentada — 3 × 15 + 2 min na bike

Volta à calma.
Exercícios de alongamento de membros superiores e inferiores e exercícios de respiração

Treino 2

1. Peck deck + Elevação lateral — 3x 15 + 2 min. de combinação de soco
2. Supino + Elevação frontal — 3x 15
3. Puxador costas + Triceps Pulley — 3x 15 + 2 min. de combinação de soco
4. Remada baixa + Tríceps Pulley — 3x 15
5. Rosca direta + abdômen no solo — 3x 15 + 30 segundos de prancha
6. Rosca alternada + abdômen elevação de pernas — 3x 15
7. Prancha com flexão — 2x 10

Volta à calma.
Exercícios de alongamento de membros superiores e inferiores e exercícios de respiração

Golpe de mestre: Mantenha a intensidade durante todo o treino, reduzindo ao máximo o tempo de descanso entre as séries. Controle a respiração e permaneça consciente de cada movimento. Lembre-se: é você quem controla o peso, não o contrário.

REGISTRE SEU PROGRESSO

"Aquilo que não se pode medir, não se pode melhorar". A afirmação é uma das citações mais famosas do físico irlandês William Thompson, dita em meados dos século XIX —, mas também poderia ter sido dita por um atleta ou treinador dos dias de hoje. A justificativa, aliás, continuaria sendo a mesma: como é possível saber se seus esforços estão surtindo o efeito desejado se não tiver parâmetros para observar?

Criar metas é um bom começo (você já criou a sua, certo? Se não, volte ao capítulo 3 e crie sua visão inspiradora!). Por isso, recomendo que tenha sua tabela do Método WAR™ sempre em mãos e a mantenha em constante atualização. Durante seu treinamento, talvez perceba que é preciso ajustar algumas metas ou melhorar seu desempenho em determinadas atividades para alcançar o resultado final desejado.

Já falamos sobre como os números na balança podem enganá-lo, então é preciso pensar em formas mais inteligentes de medir seu avanço. Uma ideia muito eficaz é manter um Diário de Progresso, no qual você registra, ao final de cada treino, qual foi sua rotina de exercícios, quantidade de repetições e ingestão de alimentos. Foi dessa forma que pude constatar a quais alimentos meu corpo respondia melhor ou me davam mais energia para obter melhor rendimento nos treinos. Essa também é uma ótima maneira de se manter em constante evolução. Um treino bem-sucedido é aquele em que você faz progressos — seja na forma de mais repetições, ou aumento de carga/intensidade. A partir do seu desempenho nas semanas anteriores, você pode estabelecer novas metas e novos resultados aparecerão.

Para algumas pessoas, manter um Diário de Progresso tão detalhado pode parecer exagerado, mas não significa que seja a única forma de medir seu desempenho. Que tal fotos? Não estou falando de fotos produzidas e editadas para ganhar curtidas em redes sociais e massagear o ego. Falo de fotos cruas, tiradas somente para a sua apreciação, de modo a aferir seu sucesso durante seu programa de treinamento. Com essas fotos, terá um recurso visual e comparativo do quão mais forte e energizado você se tornou. Esses resultados servirão de combustível para lhe impulsionar a buscar seus objetivos com confiança e ânimo. Não se esqueça de tirar suas medidas. Mas somente a cada 20 dias, ou mais. Não queremos que se torne escravo da fita métrica, da balança ou de fotos.

Independente de como preferir, é fundamental que você entenda a importância de fazer esse acompanhamento de forma sistemática, ou seja, padronizada e criteriosa. Sem um modelo de progressão preciso e linear baseado em dados reais, sua evolução é comprometida a longo prazo.

OS MOVIMENTOS

Todos os exercícios citados no treinamento de *Forma Faixa Preta* estão neste apêndice. São mais de 30 exercícios eficientes e poderosos que vão trabalhar todos os principais grupos musculares do seu corpo. Nas páginas que se seguem, você vai encontrar instruções completas, passo a passo, que ensinam como fazer cada um desses exercícios. É um capítulo que tenho certeza que lhe será muito útil, ao qual você poderá retornar quantas vezes quiser, sempre que precisar tirar uma dúvida ou visualizar seus próximos passos.

Embora alguns desses exercícios possam parecer demais para você no começo, com um pouco de prática, você vai conseguir realizar todos da maneira certa e com uma destreza que antes você julgava impossível. Depois que entender e aprender esses exercícios, nada será capaz de detê-lo na criação do corpo e mente que você busca.

Cada modalidade de exercício é prefaciada por uma breve explicação de porquê as julgo essenciais para este programa. Algumas dicas estarão ao longo do caminho. Acima de tudo, quero que se divirta e se prepare para se tornar a pessoa que sempre quis ser.

AQUECIMENTO DINÂMICO

Objetivos do Aquecimento Dinâmico: Aumento da flexibilidade; prevenção de lesões; ativação da circulação; colocar seu corpo na zona de queima de gordura com movimentos de baixo impacto.

Depois de muitos anos e centenas de estudos científicos, a evidência é clara e irrefutável: a prática de exercícios físicos é a melhor medicina preventiva para a mente e o corpo. E um dos sinais mais aparentes do sentido oposto — o envelhecimento — é a perda de flexibilidade, justamente um dos pontos mais negligenciados pela maioria dos programas de treinamento.

Eu me lembro quando, aos 10 anos de idade, um amigo do meu pai, com a mão estendida acima de sua cabeça, pediu que eu demonstrasse um chute alto de Karatê. Eu assumi a posição de luta e, com extrema precisão, acertei a mão do homem a uns bons dois palmos acima da minha própria altura. Impressionado, ele exclamou: "Quero ver manter essa flexibilidade depois de adulto!" Na hora, estranhei aquele comentário. Afinal, eu realizava alongamentos basicamente todos os dias e espacates eram uma parte corriqueira do meu aquecimento. Eu *jamais* perderia essa flexibilidade, certo? *Errado.* Acelere a fita alguns anos adiante e eis que me lembro do comentário deste homem quando, já há algum tempo sem treinar, senti dores ao agachar para amarrar os sapatos. Meu corpo não era mais o mesmo e eu sabia que ia precisar trabalhar mais duro do que nunca para reconquistar aquela habilidade.

Uma das principais razões pela qual perdemos flexibilidade com a idade se deve à diminuição da estrutura de colágeno, uma proteína que constitui o tecido conectivo (ou seja, pele, tendões, cartilagem e ossos), resultando na redução da elasticidade da pele e no aumento da fragilidade articular e óssea. Por possuir uma correlação direta com a idade cronológica (aquela que consta em nossa carteira de identidade e no número de velas do bolo que sopramos todo ano), manter-se flexível é uma das janelas para uma vida saudável e um corpo jovem com uma boa amplitude de movimento. Afinal, um corpo flexível é um corpo *jovem*.

Dessa forma, os exercícios de **AQUECIMENTO DINÂMICO** propostos nessa seção possuem dois objetivos: preparar você para o intenso programa de treinamento que segue e aumentar sua flexibilidade, diminuindo possíveis dores musculares e limitações de movimento. Estes são movimentos de baixíssimo impacto nas juntas e ligamento, mas capazes de colocar seu corpo na zona de queima de gordura antes mesmo do treino começar.

| CORRIDA

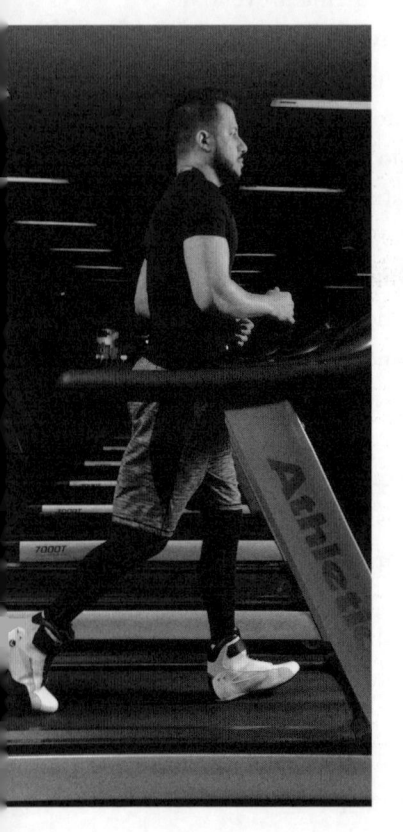

A caminhada/corrida é um exercício com inúmeros benefícios e relativamente fácil de ser praticado. Comece caminhando e aumente o ritmo quando sentir o corpo suficientemente aquecido. Lembre-se de controlar a respiração e não excede sua capacidade cardiorrespiratória. Em outras palavras, tente correr em um ritmo em que você pode respirar facilmente, mantendo o ciclo respiratório constante e confortável. Para isso, busque dar três passadas a cada inspiração e mais duas passadas para cada expiração. Use um calçado apropriado para a atividade.

Golpe de Mestre: *Sempre que puder, opte pela corrida ao ar livre ao invés de esteiras. Quando você caminha ao ar livre, a resistência do vento e as pequenas variações no terreno, como subidas, descidas e curvas, exigem mais do seu corpo — principalmente panturrilhas, coxas e glúteos — e colaboram para aumentar em até 15% o gasto calórico. Na esteira, o chão se mexe sob você, e isso elimina boa parte dos benefícios da atividade.*

| POLICHINELO

Um dos exercícios mais utilizados para alongar e aquecer os músculos, o Polichinelo ganhou popularidade nos treinamentos militares e é amplamente utilizado nas artes marciais, por aprimorar a coordenação motora e trabalhar, simultaneamente, membros superiores e inferiores.

1. Inicie em uma posição ereta, com as pernas totalmente fechadas e com as mãos coladas na coxa.

2. Saltando no mesmo lugar e com movimentos sincronizados, levante os braços acima da cabeça, tocando uma mão na outra, ao mesmo tempo que abre as pernas.
3. Desça os braços e feche as pernas, tocando as mãos novamente à coxa e retornando à posição inicial.

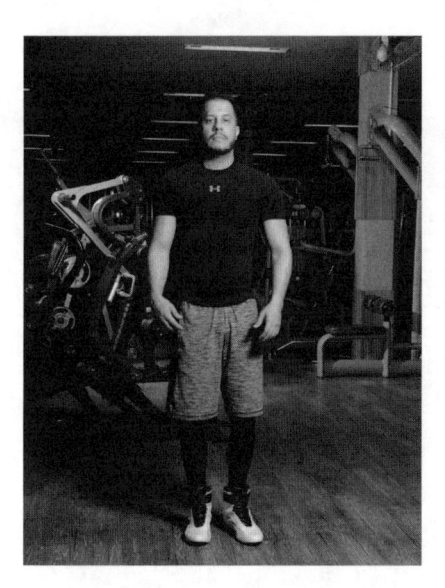

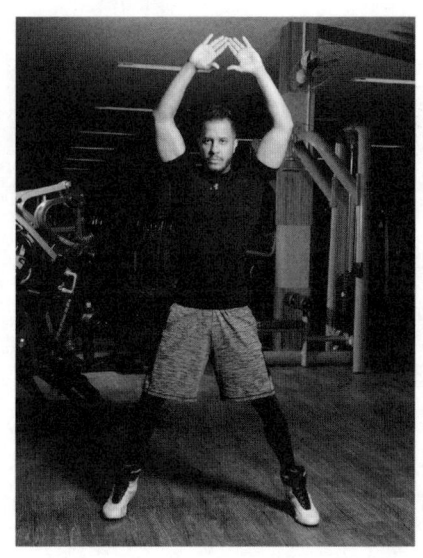

| ALONGAMENTO (MEMBROS INFERIORES E SUPERIORES)

O alongamento tem como objetivo reduzir a tensão muscular e das articulações, aumentar o fluxo sanguíneo, melhorar o equilíbrio do corpo e preparar o corpo para movimentos mais complexos, evitando lesões.

1. Com as pernas distanciadas uma da outra, apoie-se em um dos lados enquanto estica a perna oposta. Alterne após 15 segundos.
2. De pé, puxe um dos braços para dentro do corpo, apoiando a mão oposta no cotovelo, para dar sustentação e amplitude no movimento. Alterne após 15 segundos.

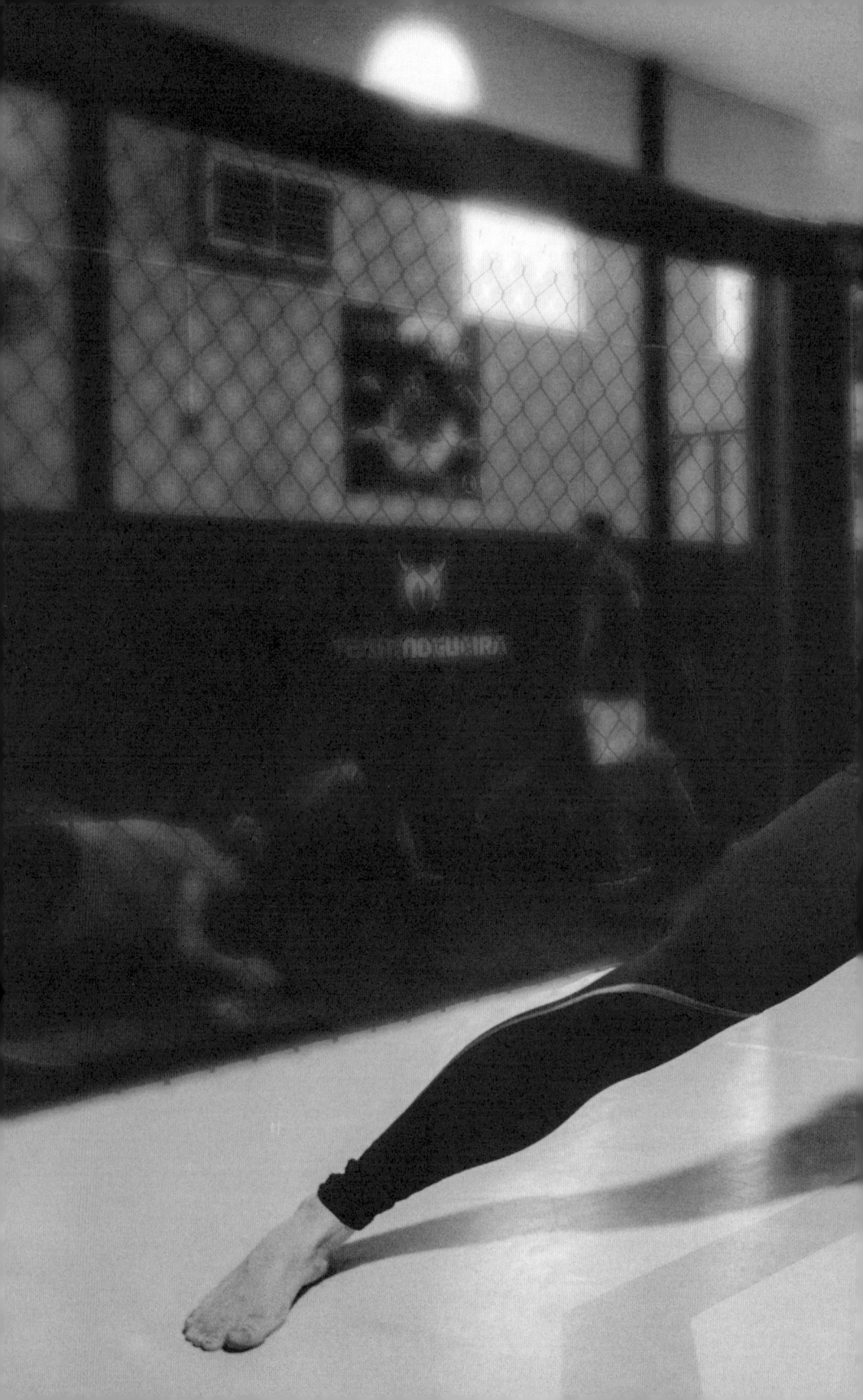

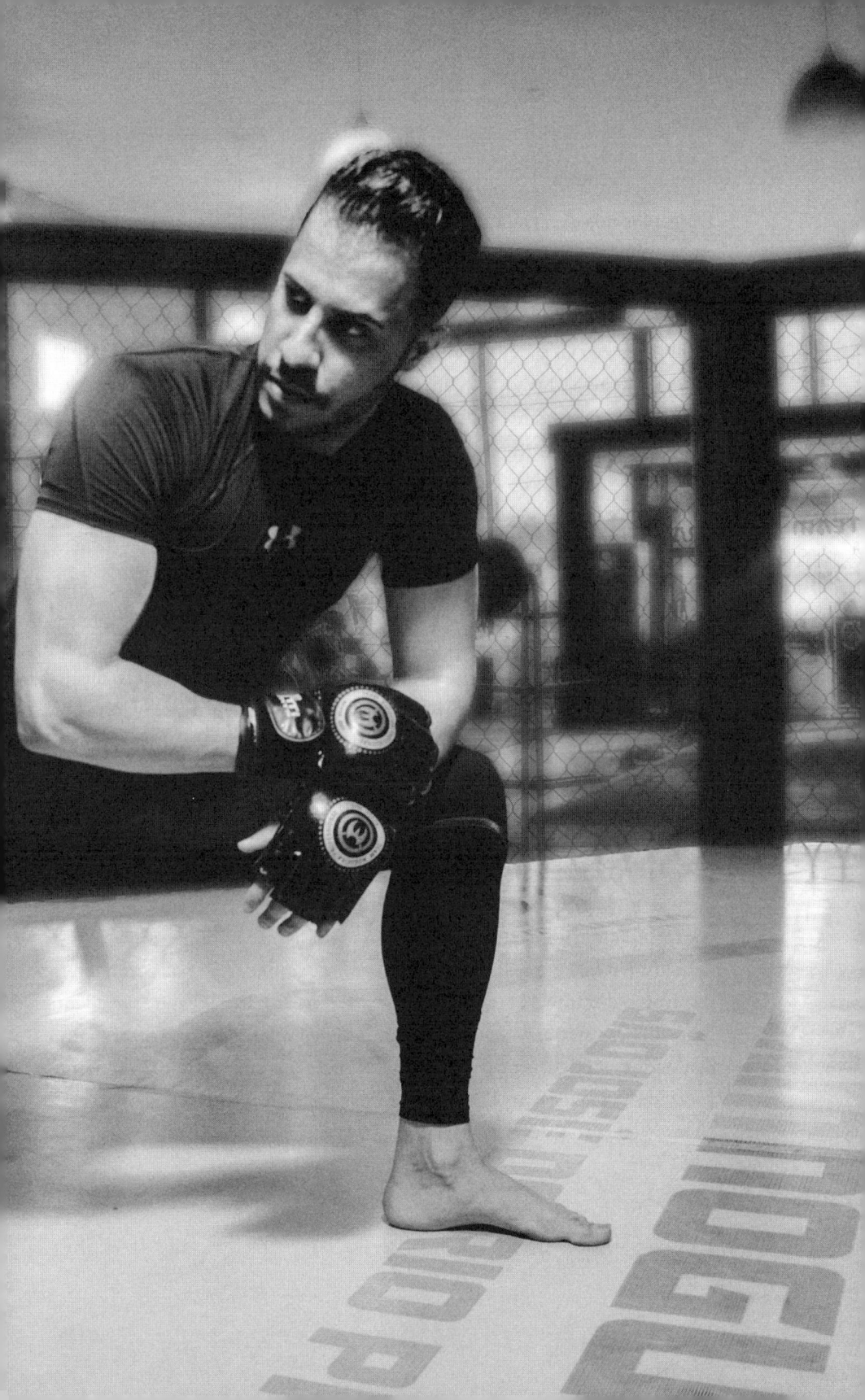

CALISTÊNICOS

Objetivos dos exercícios de Calistenia: queima de gordura; definição muscular; aumento de massa magra e resistência.

O termo "calistenia" ganhou popularidade nos últimos anos graças aos diversos treinos adaptados que surgiram a partir de seus exercícios fundamentais em várias partes do mundo (o Crossfit sendo uma vertente popular dessa tendência). De forma simples, é definido como calistenia todo exercício que utiliza somente o peso corporal como resistência — como flexões e barra-fixa. O termo não é novo, tampouco sua prática: atletas famosos do passado como o fisiculturista Charles Atlas, o jogador de baseball Joe DiMaggio e o artista marcial Bruce Lee eram adeptos da calistenia. Hoje, a metodologia é parte integral do treinamento de qualquer lutador de MMA ou atleta profissional.

Não é difícil entender porque: a maioria dos exercícios calistênicos são movimentos compostos. Em outras palavras, trabalham diversos grupos musculares ao mesmo tempo, sendo extremamente favorável à construção de um corpo forte e equilibrado. Além disso, o recrutamento de diversas fibras musculares simultaneamente promove um maior gasto calórico, beneficiando também o sistema cardiovascular que alimenta o corpo com oxigênio.

Ao iniciar os exercícios **CALISTÊNICOS** do *Forma Faixa Preta*, dois fatores são primordiais para sua execução: forma e respiração. Lembre-se que uma das vantagens destes exercícios é justamente o múltiplo engajamento de diferentes grupos musculares. Portanto, mantenha a forma do exercício conforme descrito neste capítulo para melhor aproveitamento de seus benefícios. No que diz respeito à respiração, é comum as pessoas prenderem a respiração durante os movimentos. Isso é um erro. Uma respiração adequada — diafragmática —, além de melhorar seu rendimento e trazer maiores resultados estéticos e posturais, vai assegurar que sua resistência aumente e você consiga fazer mais exercícios e alcançar mais resultados — sem riscos de lesão ou fadiga desnecessária.

AGACHAMENTO SOMENTE COM O PESO DO CORPO

1. Mantenha os pés na mesma largura que os ombros. Você pode colocar as mãos atrás da cabeça ou mantê-las à sua frente para auxiliar no equilíbrio.
2. Comece o movimento flexionando seus joelhos e descendo o corpo até a altura do joelho.
3. Retorne à posição de início.

Golpe de mestre: Para tornar o exercício mais difícil e recrutar mais fibras musculares, você pode agachar mais profundamente, alinhando os glúteos com os calcanhares. Essa técnica, no entanto, é mais avançada e não deve ser executada sem o auxílio de um profissional. Para manter os músculos da perna sob tensão o tempo todo, evite esticar totalmente a perna ao retornar à posição de início, mantendo os joelhos semi-flexionados e descendo novamente logo em seguida.

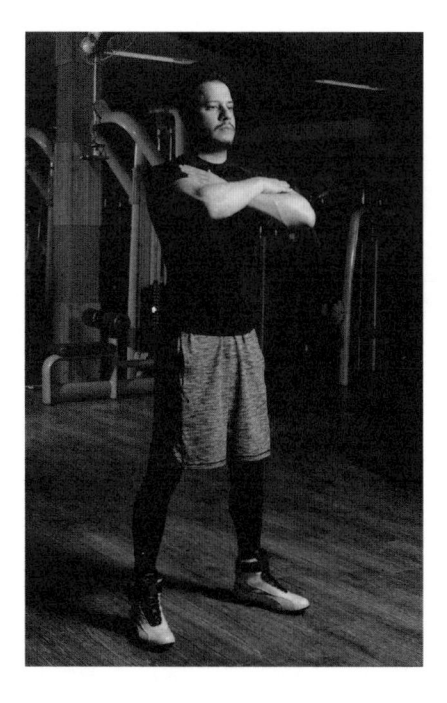

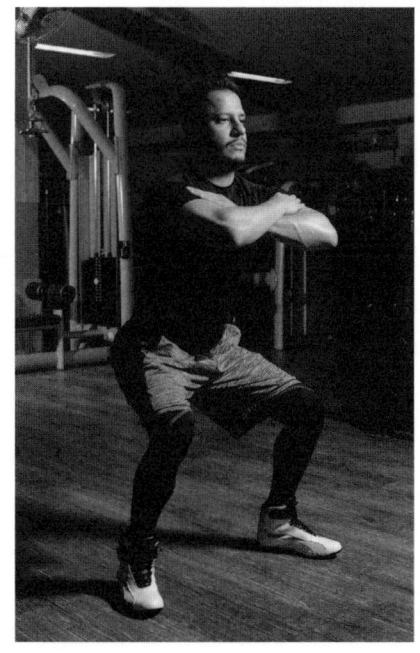

FLEXÃO NO SOLO

1. Posicione-se como na *Figura 2*, com os braços alinhados com seu peitoral e mãos apontadas para frente, em uma posição que seus cotovelos dobrem aproximadamente até os 90 graus.
2. Desça o corpo vagarosamente, flexionando os cotovelos, até que o peitoral chegue a dois dedos do chão.
3. Retorne à posição inicial impulsionando seu corpo de volta ao ponto de partida.

Golpe de mestre: A flexão no solo é um dos exercícios mais completos, por recrutar diversos grupos musculares. Dessa forma, é importante manter sempre o abdômen contraído, a fim de evitar lesões na lombar. Quando já estiver conseguindo realizar 30 repetições sem descanso, considere opções mais avançadas de flexões, com variações no posicionamento de mãos, pernas e execução.

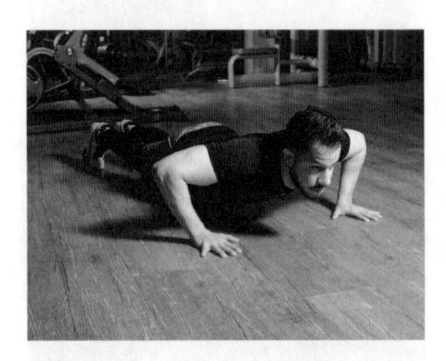

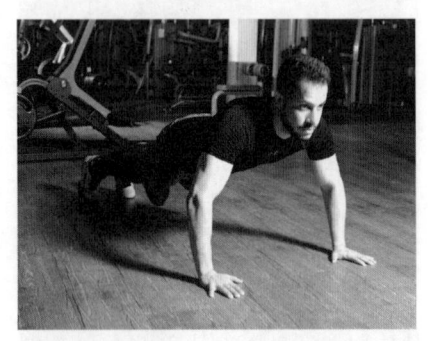

AGACHAMENTO COM SALTOS PLIOMÉTRICOS

1. Assuma a posição inicial, similar à do agachamento convencional.
2. Dobre os joelhos, descendo o corpo até um ângulo de 90 graus.
3. Com explosão, pule o mais alto que puder. Ao pousar, imediatamente retome o exercício.

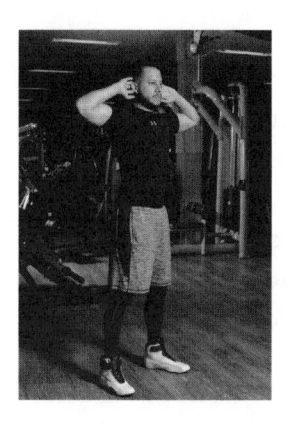

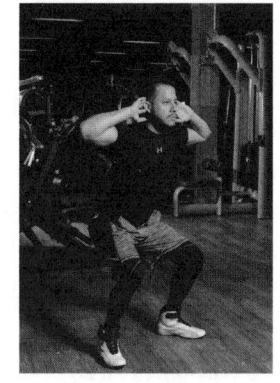

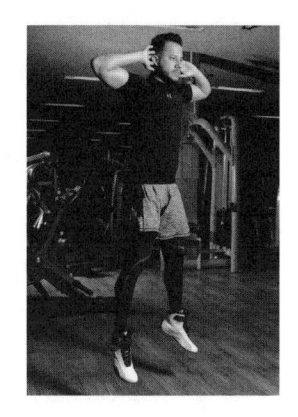

AGACHAMENTO ISOMÉTRICO COM AS COSTAS NA PAREDE

1. Forme um ângulo reto com a parede, como se fosse se sentar em uma cadeira.
2. Mantenha os joelhos e os pés alinhados na mesma largura dos ombros.
3. Desça lentamente até um ângulo de 90 graus e se mantenha nessa posição pelo tempo estipulado.

Golpe de mestre: Você pode aumentar a dificuldade do exercício agarrando uma anilha ou kettlebell enquanto o executa. É perfeitamente possível e recomendável que procure progredir neste exercício, aumentando o peso usado à medida que for se tornando mais forte.

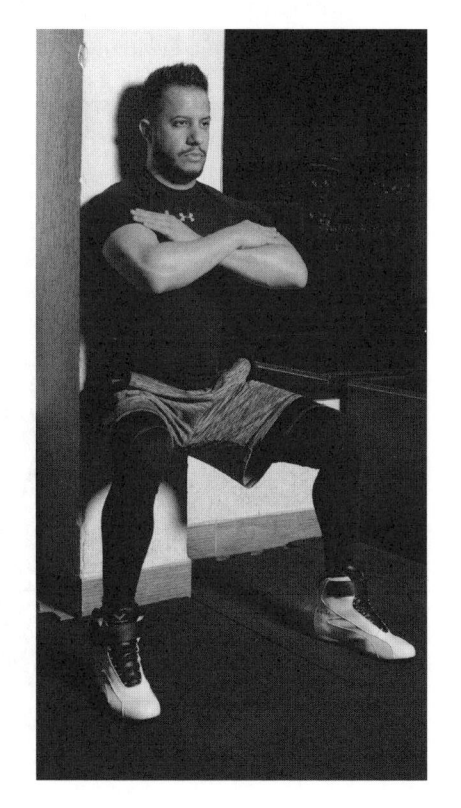

| ABDOMINAL

1. Deite de costas com os joelhos dobrados à sua frente. Coloque os dedos levemente por trás da orelha para manter o equilíbrio — mas não puxe o pescoço para impulsionar o movimento!
2. Vagarosamente levante o torso em direção aos joelhos, trazendo seus ombros a uma distância considerável do chão. Sinta a contração do movimento trabalhando seus músculos abdominais e mantenha-o tensionado o máximo que puder.
3. Lentamente, retorne o corpo à posição inicial.

Golpe de mestre: Não perca o controle da sua respiração. Solte o ar quanto tirar as costas do chão e inspire quanto deitar. Isso lhe ajudará a contrair mais o músculo da barriga, aumentando o efeito do exercício.

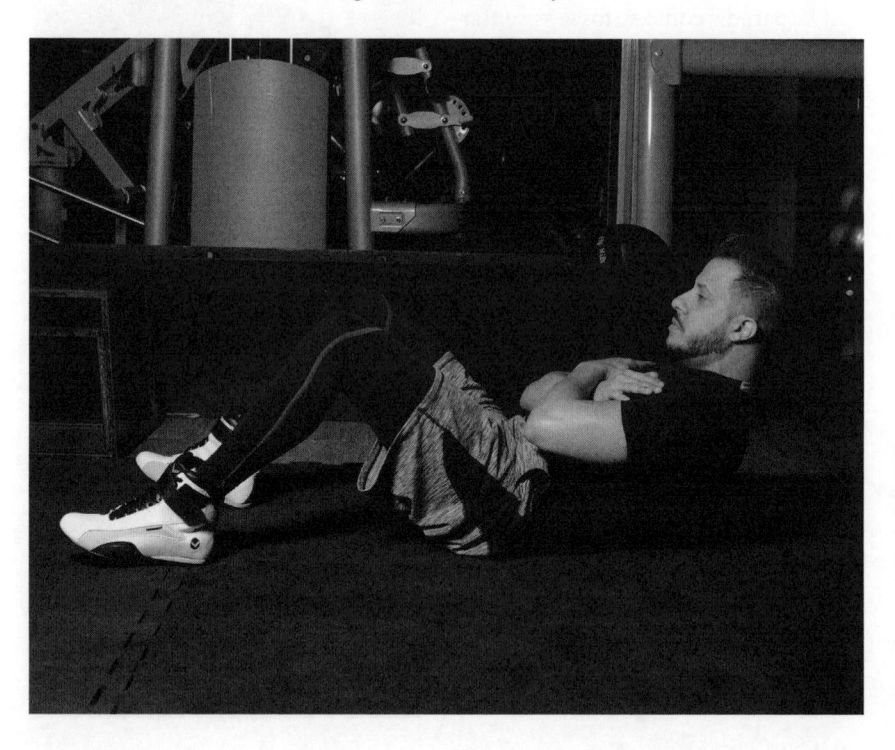

ABDOMINAL COM ELEVAÇÃO DE PERNAS

1. Deite de costas com as pernas esticadas e levemente suspensas do chão. Mantenha as mãos esticadas ao lado do corpo.
2. Vagarosamente levante as pernas a uma altura de 90 graus.
3. Lentamente, retorne as pernas à posição inicial.

Golpe de mestre: Evite balançar as pernas enquanto faz o exercício. Sustente os movimentos firmando o abdômen.

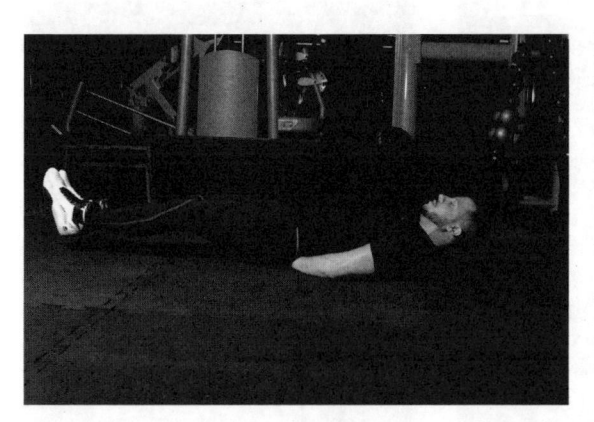

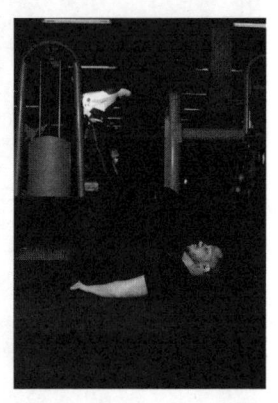

PRANCHA

1. De bruços, apoie os cotovelos e o antebraço no chão, deixando-os alinhados aos ombros.
2. Com as pontas dos pés apoiadas no chão, alinhe-os com os cotovelos.
3. Mantenha essa posição, com o corpo ereto e abdômen contraído, pelo tempo estipulado.

Golpe de mestre: Comece com 30 segundos e, conforme sentir sua resistência e força abdominal crescendo, aumente o tempo.

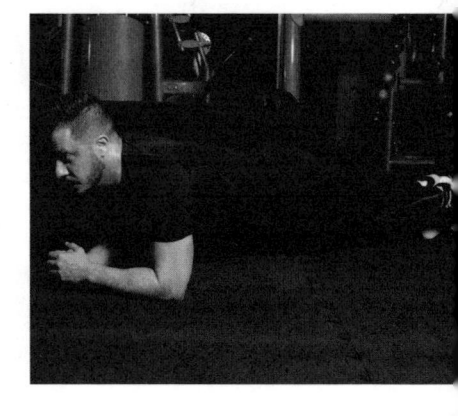

| BURPEE

1. Com os pés alinhados aos ombros, desça até a posição de agachamento, colocando as mãos à sua frente.
2. Jogue os pés para trás e fique na posição de flexão.
3. Desça o peito até o chão, em movimento de flexão.
4. Jogue os pés para frente.
5. Levante e pule no ar, batendo as mãos acima da cabeça.

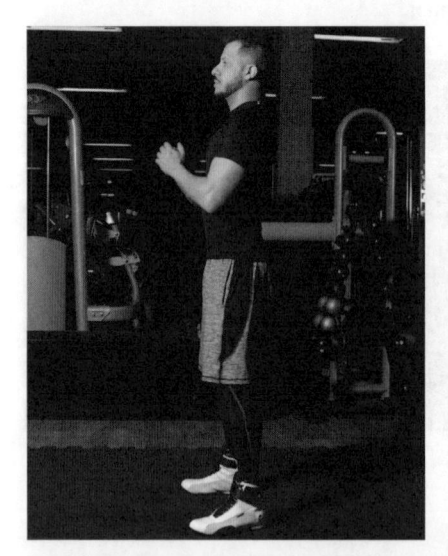

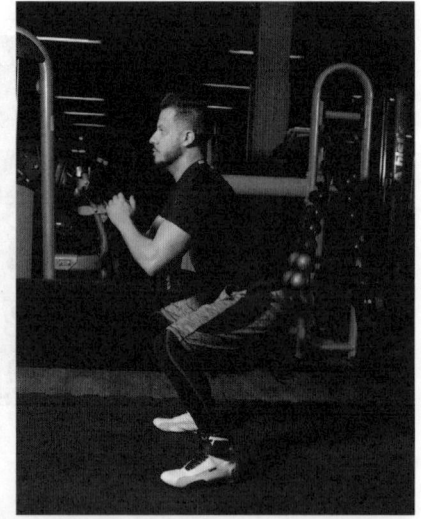

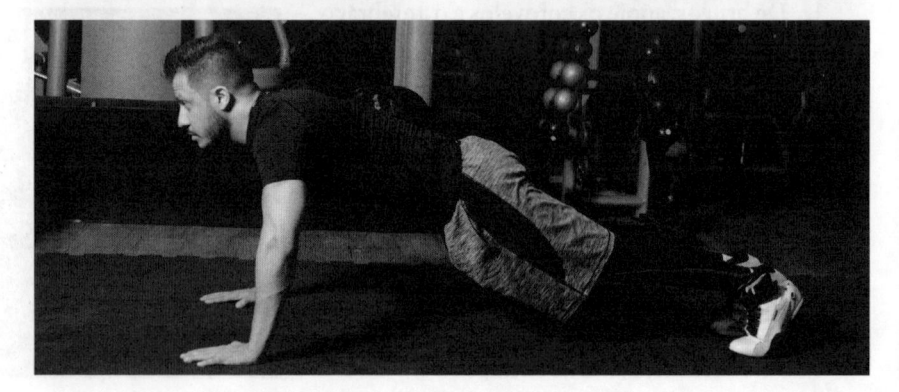

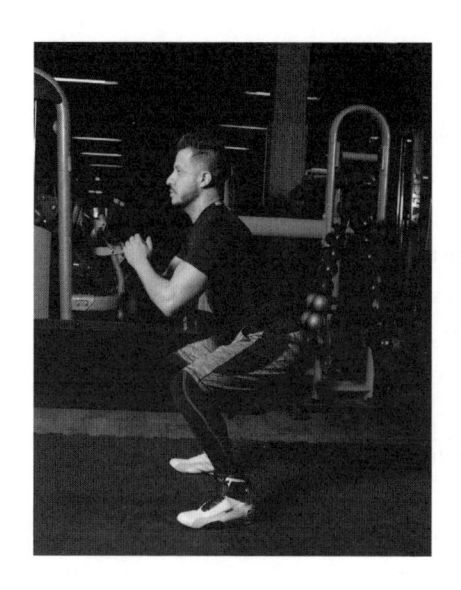

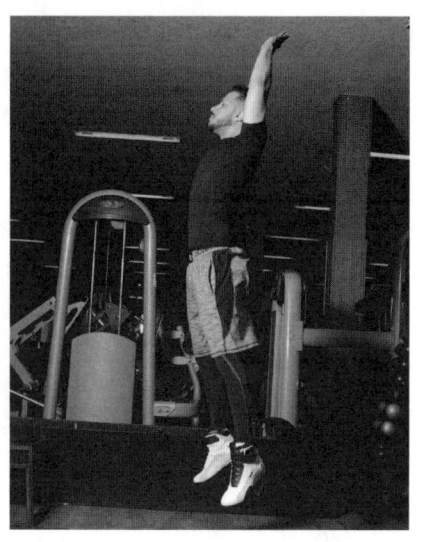

PRANCHA COM FLEXÃO

1. De bruços, apoie os cotovelos e o antebraço no chão, deixando-os alinhados aos ombros. Mantenha as pontas dos pés apoiadas no chão, alinhadas com os cotovelos.
2. Coloque a palma de uma das mãos no solo e levante um lado do corpo. Em seguida, repita o movimento com o outro lado até ficar em uma posição de flexão.
3. Retorne à posição inicial fazendo o movimento inverso: dobre um cotovelo primeiro, em seguida o outro.

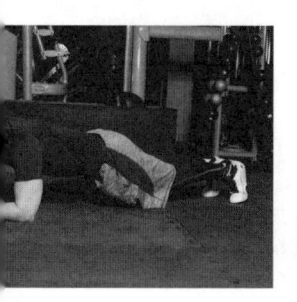

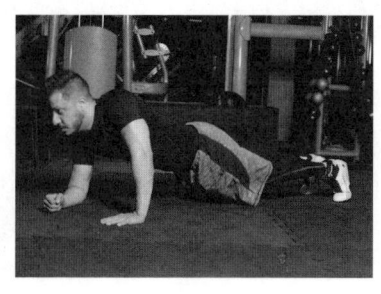

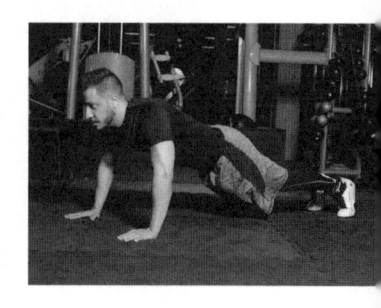

| BARRA FIXA

1. Posicione o corpo com os braços esticados ligeiramente fora da linha do ombro. A pegada deste exercício é pronada, que consiste em colocar as palmas da mão voltadas para sua frente.
2. Mantendo o corpo reto, eleve-se flexionando os braços apenas, com os cotovelos pra fora, até o queixo estar acima da barra.
3. Prenda a posição final por alguns segundos e depois desça lentamente à posição inicial.

Golpe de mestre: A barra fixa é um exercício multiarticular, ou seja, que tem participação de diversos músculos. Por isso, é importante, durante o movimento, concentrar sua atenção ao músculo-alvo que estamos trabalhando — neste caso, o latíssimo do dorso (costas). Ao elevar o corpo, sinta a contração do dorso e busque minimizar a participação do bíceps na execução do movimento. Caso queira trabalhar os dois músculos simultaneamente, tente a pegada reversa e mais fechada na barra (linha dos ombros).

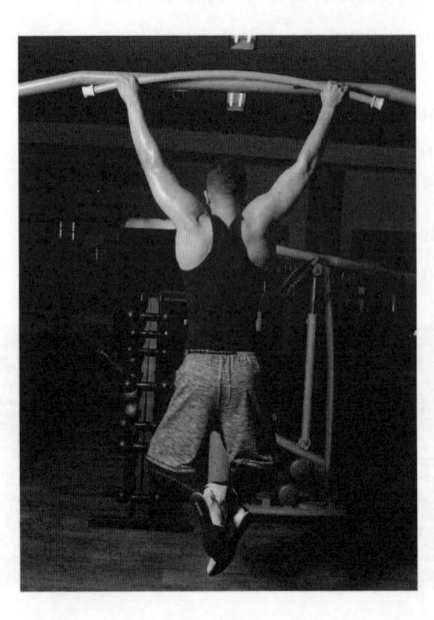

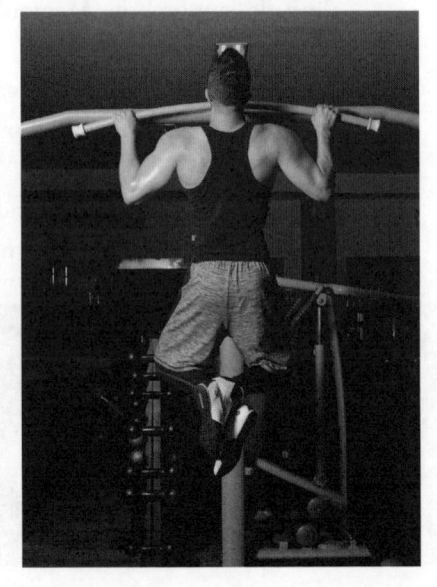

| APOIO NO BANCO PARA TRICEPS

1. De costas para um banco ou cadeira bem resistente e firme, apoie as mãos na borda dianteira do objeto e posicione os pés à sua frente, de modo que a maior parte do peso do corpo fique apoiada nos braços. O quadril deve permanecer paralelo ao banco, para não gerar tensão nas articulações dos ombros.
2. Flexione os braços e abaixe lentamente o corpo, mantendo os cotovelos firmes.
3. Retorne à posição inicial.

Golpe de mestre: Não abaixe demais o corpo, uma vez que isso pode tensionar os ombros e ligamentos. Foque na contração do tríceps e mantenha-se em elevação o tempo todo.

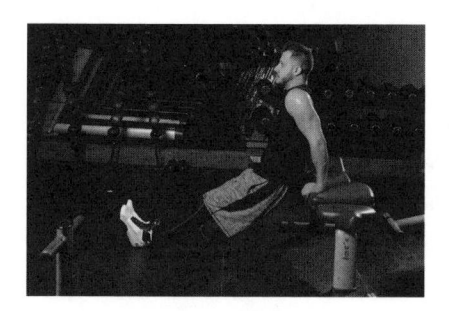

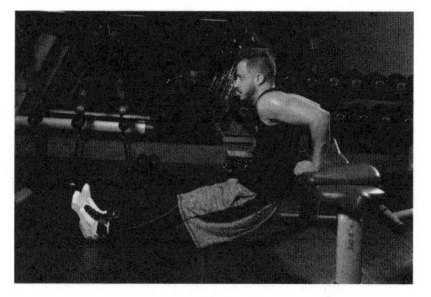

ARTES MARCIAIS

Objetivos dos exercícios de Artes Marciais: queima de gordura; melhora da coordenação motora; fortalecimento muscular; aumento de flexibilidade, agilidade e resistência.

A joia que coroa este treinamento, a base do Karatê!

A milenar arte marcial japonesa nasceu sob influência da arte da guerra chinesa e das disciplinas de combate medievais. Seu nome significa, literalmente,

"O Caminho das Mãos Vazias", e sua essência vai muito além dos socos, chutes e defesas, buscando também o desenvolvimento de qualidades humanas como ética, caráter e respeito.

O programa de *Forma Faixa Preta* foi desenvolvido após anos de treinamento dessa arte marcial. A princípio, os movimentos de **ARTES MARCIAIS** sugeridos no programa podem parecer difíceis ou estranhos, mas não se preocupe. Depois de aprender a executa-los, é como andar de bicicleta: você sempre vai saber o que fazer.

| AGACHAMENTO COM CHUTE ALTERNADO

1. Mantenha os pés alinhados com os ombros. Assuma posição de combate, com as mãos à sua frente, para auxiliar no equilíbrio.
2. Comece o movimento flexionando seus joelhos e descendo o corpo até a altura do joelho.
3. Retorne à posição de início e levante um dos joelhos, desferindo um chute frontal logo em seguida.
4. Repita o movimento, alternando a perna que chuta.

Golpe de mestre: *Esse chute é chamado no Karatê de Mae-Geri. Para executa-lo com mais eficiência, desloque o quadril para frente, ampliando, assim, a potência e velocidade. Sempre mantenha os dedos inclinados para trás, golpeando com a bola do pé, e não com os dedos.*

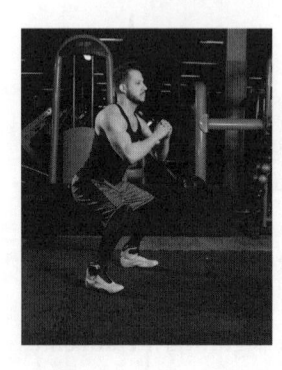

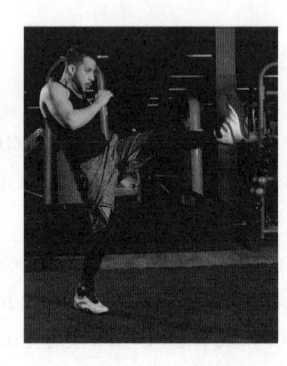

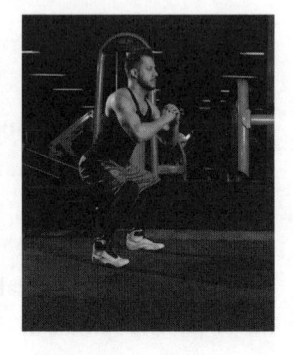

COMBINAÇÃO DE SOCOS

1. Assuma posição de combate. Eleve os punhos para proteger o queixo, mantendo os cotovelos próximos do corpo. Certifique-se de que seus pés estejam alinhados com o quadril, para maior equilíbrio. A combinação de golpes será sucessiva e sem pausas.
2. Jab: com o braço que está à frente, golpeie com um soco frontal à altura do queixo.
3. Direto: com a mão que está atrás, lance um soco reto de potência na direção do rosto. Para maior alcance e impacto, acompanhe o movimento com uma rápida rotação de quadril, ombro e transferindo o peso nas pernas. Ao aplicar o soco, mantenha o calcanhar traseiro levemente levantado, para facilitar a transferência de peso para a perna principal.
4. Cruzado: com a mão da frente, golpeie em um ângulo giratório, com os cotovelos para fora, torcendo os músculos abdominais e das costas para formar um arco horizontal com os braços.

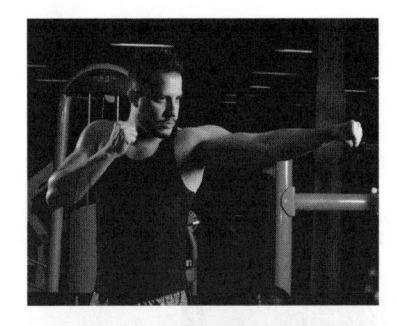

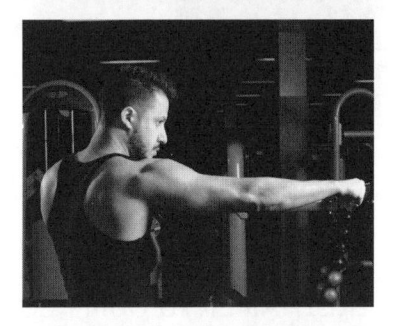

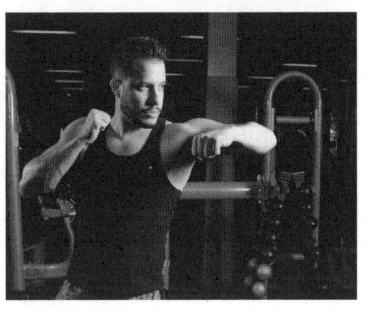

Golpe de mestre: Ao desferir o jab frontal, é importante que você retorne o punho instantaneamente à posição de guarda, pronto para atacar novamente ou para se proteger de um contragolpe.

TRABALHO DE PÉS

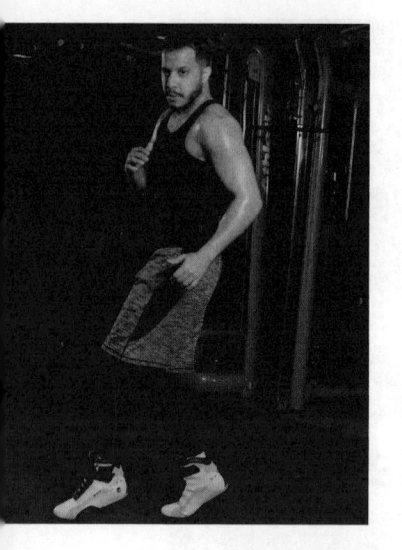

1. O trabalho de pés deve ser fácil e relaxado. Mantenha uma distância confortável entre os pés e dê, pelo menos, três passos à sua lateral, abrindo e fechando as pernas, sem tocar os calcanhares.
2. No terceiro passo, faça um *shuffle* com os pés, invertendo-os de posição.
3. Repita o movimento movendo-se para o lado oposto.

Golpe de mestre: *Além de fortalecer a panturrilha e os músculos da perna, o trabalho de pés é essencial em uma situação de combate, uma vez que a velocidade dos pés precedem a velocidade dos chutes e socos. No boxe, por exemplo, o trabalho de pés é tão essencial quanto as técnicas de soco.*

TREINAMENTO COM PESOS

Objetivos dos exercícios com pesos: tonificação muscular; fortalecimento da coluna; aumento de força; melhora da produção hormonal; aumento de massa magra; queima de gordura.

A espinha dorsal de qualquer treinamento é o levantamento de pesos. Faz parte da preparação de atletas de diversas modalidades — do golfe ao futebol, passando pelo boxe e natação —, além de ser o alicerce do treinamento de culturismo e também de algumas modalidades olímpicas. Para fins estéticos, é seu melhor aliado na construção de músculos fortes e, de longe, a melhor ferramenta para aumento de força e potência.

Além de contribuir para o crescimento muscular, o **TREINAMENTO COM PESOS** promove diminuição da gordura corpórea e estimula a produção de hormônios naturais, como endorfina, dopamina e serotonina, lhe conferindo mais autoconfiança, energia e entusiasmo.

No programa de treinamento de *Forma Faixa Preta*, unimos exercícios compostos de musculação — movimentos multi-articulares que utilizam mais do que um grupo muscular — e isolados, nos quais exercitamos apenas um grupo muscular por vez. Dessa forma, você otimiza sua resposta fisiológica a partir de estímulos variados e complementares.

| EXTENSOR

1. Sente-se no aparelho e encaixe os tornozelos por trás da almofada cilíndrica. Segure os apoios de mão do aparelho ou as bordas do assento para impedir que os quadris se levantem durante a execução do movimento.
2. Estenda as pernas, levantando o peso com os quadríceps, até os joelhos ficarem estendidos.

Golpe de mestre: Procure fazer o exercício com a maior amplitude possível — ou seja, levante as pernas o mais reto que puder, depois abaixe-as o máximo que conseguir, alongando o músculo e causando mais danos às fibras musculares —, tensione o abdômen para controlar o movimento.

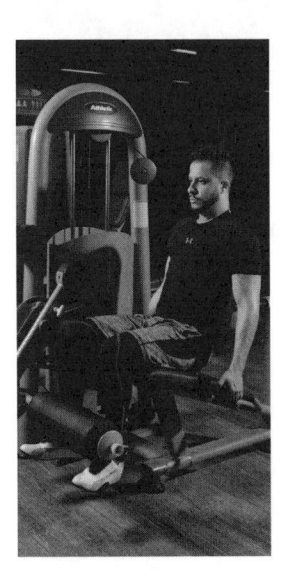

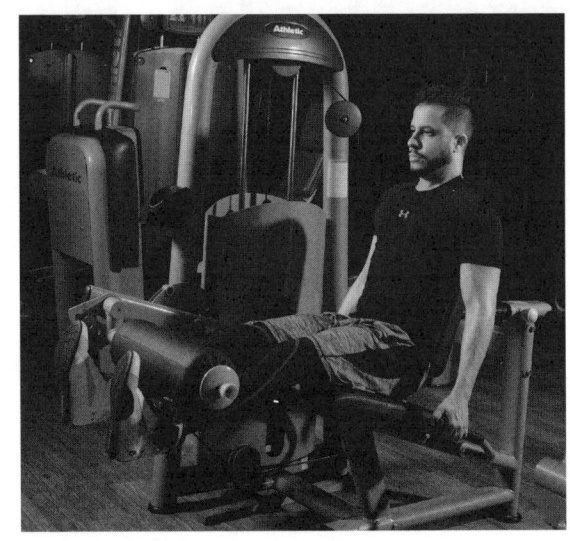

| FLEXOR

1. Deite-se de bruços no aparelho, apoiando a almofada cilíndrica sobre a parte posterior de seus tornozelos.
2. Flexione os joelhos, trazendo os seus pés o mais próximo ao quadril.
3. Controle a descida do movimento e retome o movimento antes de atingir o ponto de descanso das pernas, preservando o tempo de contração.

Golpe de mestre: Concentre toda sua força nos bíceps femorais. Não levante o quadril ao elevar o peso, pois isso tensiona a parte inferior das costas.

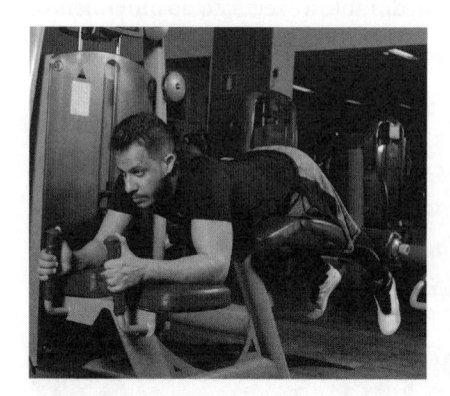

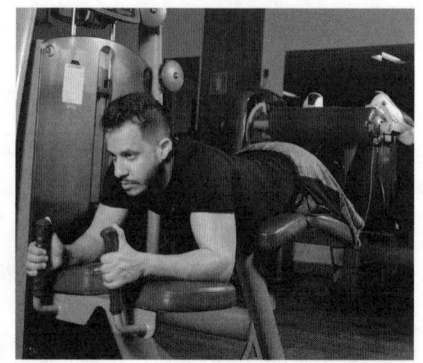

| LEG PRESS

1. Posicione-se no assento, colocando os pés com as pontas ligeiramente voltadas para fora da plataforma, numa distância aproximadamente igual à largura de seus ombros.
2. Respire fundo enquanto abaixa lentamente o peso até seus quadríceps tocarem a barriga. Depois empurre o peso de volta à posição inicial.

Golpe de mestre: Nunca estique completamente a perna ao retornar à posição inicial. Mantenha os joelhos levemente flexionados, preservando o tempo sob tensão do músculo.

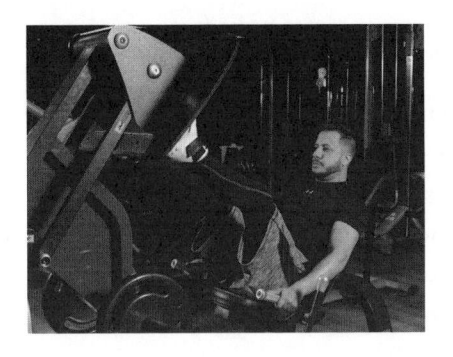

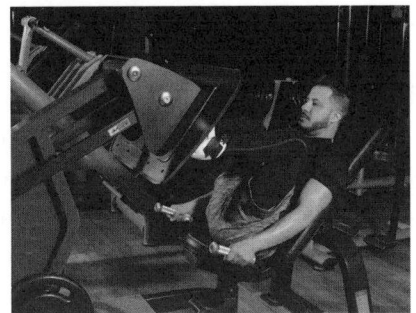

PANTURRILHA SENTADO

1. Sente-se no aparelho, com a ponta do pé posicionada sobre a plataforma inferior e os joelhos sob a almofada alguns poucos centímetros acima do joelho.
2. Mantendo a parte superior do corpo imóvel, abaixe lentamente os calcanhares e deixe os músculos da panturrilha se alongarem o máximo possível.
3. Contraia com força, impulsionando o peso com a ponta dos dedos do pé, depois abaixe o peso lentamente novamente.

Golpe de mestre: Controle o movimento executando-o lentamente, sem permitir que o peso balance e evitando usar a inércia como impulso para a realização do movimento.

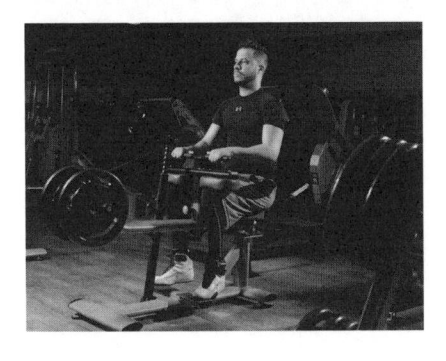

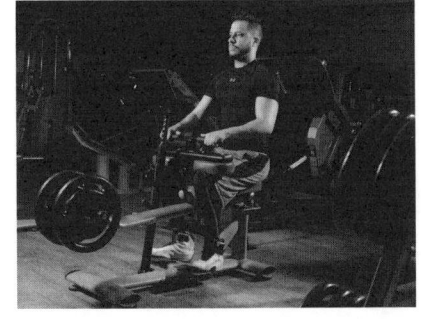

| AGACHAMENTO COM PESO

1. Em posição ereta, posicione a barra sobre a parte superior das costas (*não* no pescoço). Mantenha os pés à largura dos ombros e agarre a barra firme com as mãos afastadas, no dobro da largura de seus ombros.
2. Flexione o joelho e abaixe lentamente os quadris. Inspire fundo e mantenha as costas ereta o tempo todo, o queixo pra cima e os ombros retos.
3. Após chegar no ponto mais baixo, empurre para cima a partir dos calcanhares, retornando à posição inicial.

Golpe de mestre: Cuidado com a forma! Este é um dos exercícios mais poderosos para a construção de pernas fortes, resistência e força. Porém, é especialmente importante que dedique atenção à forma de sua execução: não se incline demais para a frente e não use o quadril para projetar o peso para cima. Isso pode tensionar excessivamente a parte inferior das costas e causar danos ao nervo ciático.

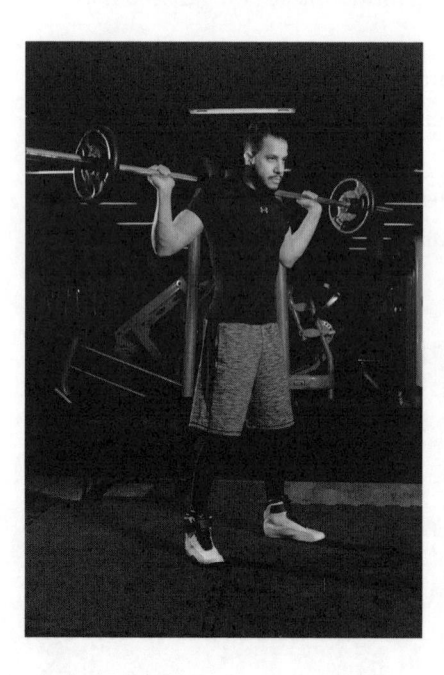

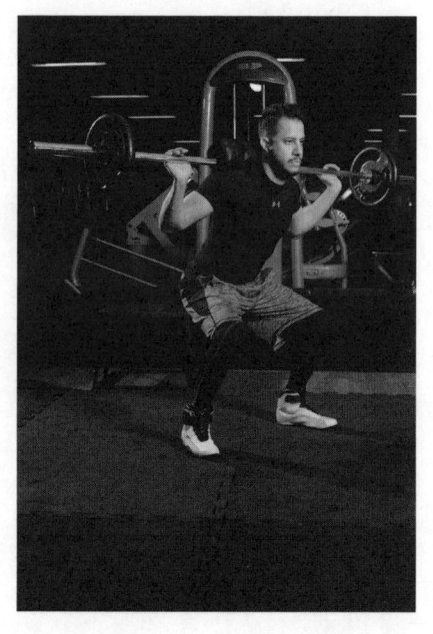

| PEC DECK

1. Agarre a alça à sua lateral em uma altura alinhada com os ombros. Posicione as mãos dois dedos acima da base da alça e certifique-se de que seus braços estão levemente angulados e com os cotovelos virados para fora.
2. Usando os músculos do peitoral, traga os braços para frente, contraindo ao final do movimento.
3. Retorne à posição inicial lentamente, esticando ao máximo o tecido muscular.

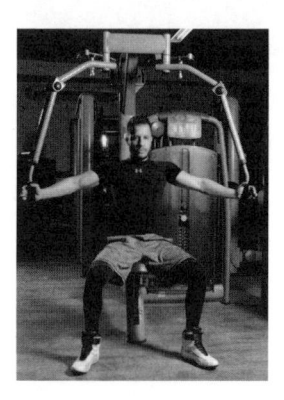

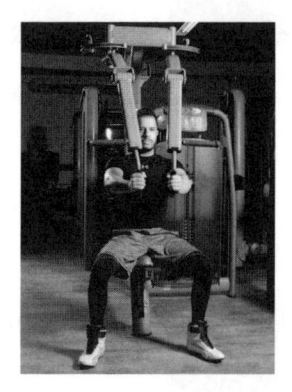

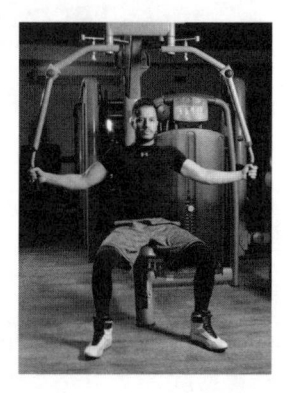

| ELEVAÇÃO LATERAL

1. Fique em pé com o corpo ereto, os pés afastados por uma distância correspondente à largura de seus ombros e os braços ao longo do corpo. Com as palmas viradas para dentro, segure um peso em cada mão.
2. Levante os pesos com os braços estendidos, até eles ficarem na altura do seu queixo. Permaneça com o corpo imóvel, sem jogar os pesos, controlando o movimento usando a força de seus ombros.
3. Desça os pesos pelas laterais e retorne à posição inicial.

Golpe de mestre: Nosso foco nesse exercício é trabalhar os músculos do ombro. Por isso, é importante manter as mãos viradas para baixo enquanto você levanta os pesos para que você não use os bíceps na realização do movimento.

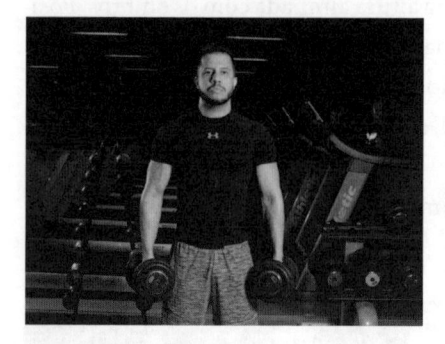

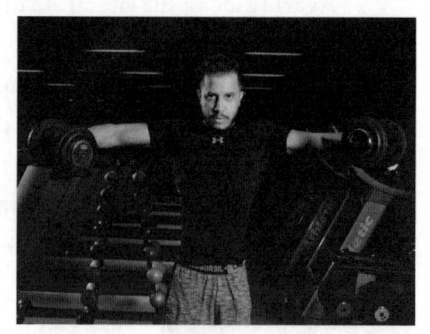

| SUPINO

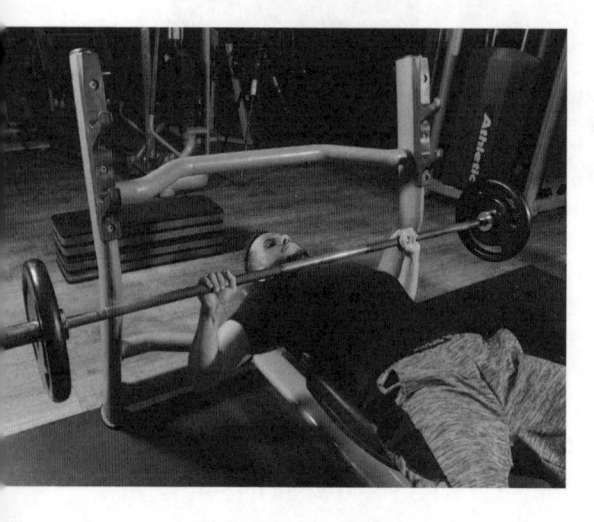

1. Deitado em um banco de supino, posicione os pés no chão e agarre firmemente a barra, deixando uma distância maior entre as mãos do que a largura de seus ombros (algumas barras já vêm com uma marcação indicando onde posicionar as mãos; ajuste de acordo com seu tamanho).
2. Comece abaixando a barra lentamente até chegar a um dedo do peito, sem deixar a barra rebater no seu corpo. Levante o peso.

Golpe de mestre: Use um peso que não tensione a região frontal de seus ombros (deltoide anterior) e controle o movimento, obtendo seus benefícios tanto na fase concêntrica (levantamento), quanto na fase excêntrica (momento em que abaixa o peso até o peito). Evite utilizar os quadris para impulsionar o peso para cima.

| ELEVAÇÃO FRONTAL

1. Esse exercício pode ser executado sentado ou de pé. Caso opte por executa-lo em pé, fique com os pés ligeiramente afastados, joelhos levemente flexionados e mantenha o abdominal contraído. Caso opte pela execução sentado, permaneça com a espinha ereta e contraia o abdômen. Em ambos os casos, movimente apenas os braços, sem balançar o corpo.
2. Segure um halter em cada mão, mantendo a palma da mão para baixo.
3. Eleve os braços à frente do corpo, com os cotovelos levemente flexionados, até a altura do ombro.

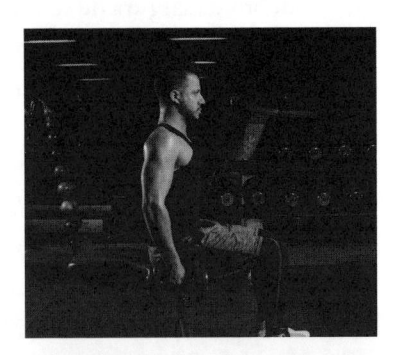

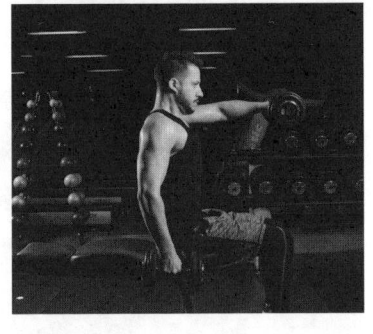

Alterne o braço e retorne à posição inicial, controlando o peso durante todo o movimento.

Golpe de mestre: Isole o músculo dos ombros, concentrando seu esforço somente nele, sem se inclinar demais, ou usar o impulso do corpo para levantar os pesos.

| PUXADOR COSTAS

1. Sentado no aparelho puxador, posicione os joelhos sob as almofadas de forma que as coxas se encaixem confortavelmente no aparelho. O intuito disso é isolar os músculos das costas, impedindo que seu corpo se levante para auxiliar na tração do peso.

2. Com as mãos afastadas por uma distância correspondente a quase o dobro da largura de seus ombros, segure firmemente a barra e puxe-a para baixo, até a parte superior de seu peito.
3. Retorne a barra lentamente à posição inicial e imediatamente retome o movimento.

Golpe de mestre: Mantenha os cotovelos embaixo da barra, sem abrir os braços, e arqueie um pouco as costas para dar amplitude ao movimento e recrutar mais fibras musculares. Não se incline muito para trás, nem use de impulso para movimentar o peso. Quando este movimento começar a se tornar muito fácil e pouco desafiador, opte pelo exercício de barra fixa (vide relação de Calistênicos).

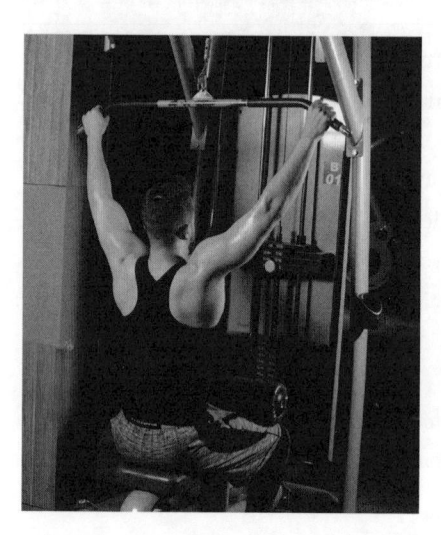

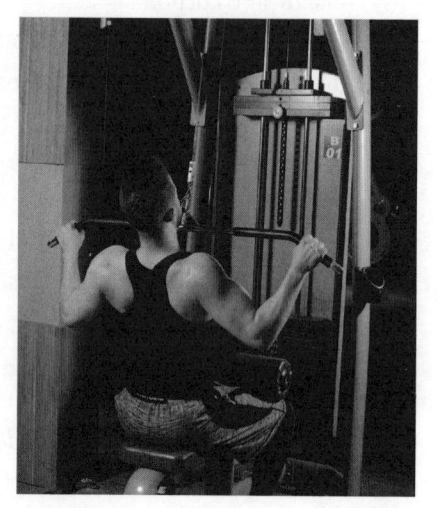

| PULLEY CORDA

1. Segure as duas extremidades de uma corda com as mãos. Mantenha os cotovelos colados ao corpo e concentre o movimento somente na força do tríceps. Mantenha os pés afastados por uma distância igual à largura de seus ombros para maior estabilidade.

2. Puxe a corda para baixo, na direção das coxas. Quando chegar à posição mais baixa, segure por dois segundos, contraindo fortemente o tríceps, e retorne à posição inicial lentamente (sem ultrapassar a linha do cotovelo).

Golpe de mestre: Mantenha o corpo reto e a espinha ereta, sem se curvar sobre a corda.

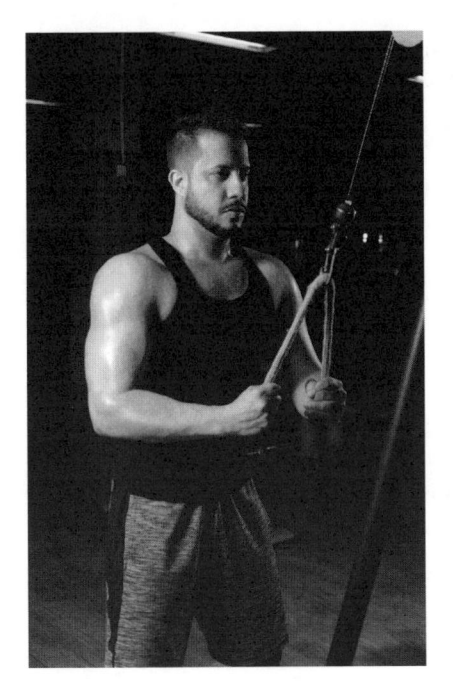

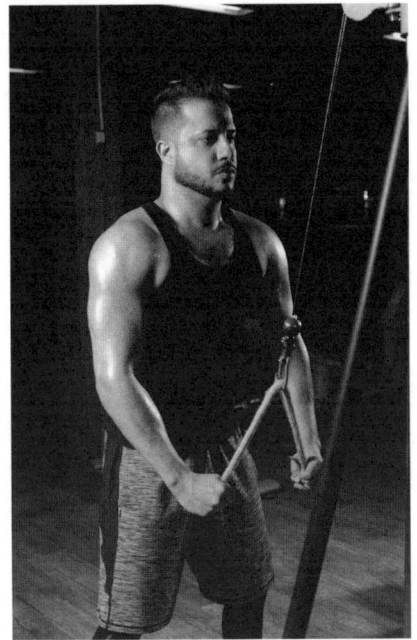

| REMADA BAIXA

1. Sentado em um banco de remada baixa com a coluna em posição vertical e neutra, apoie os pés no suporte à frente, mantendo os joelhos flexionados.
2. Ao inspirar, puxe a carga em direção ao corpo, abaixo da linha do peitoral e a poucos centímetros da barriga. Exalando, retorne-o à posição inicial.

Golpe de mestre: *Resista à tentação de imitar atletas de elite e fisiculturistas famosos na execução deste exercício, puxando a carga com a coluna e fazendo com que o tronco acompanhe o movimento. Existe uma diferença na estrutura física do atleta profissional para um praticante comum (ainda que avançado) de musculação. Essa técnica é válida para repetições forçadas, designadas a criar um estresse ainda maior nas fibras musculares, mas não deve ser a regra.*

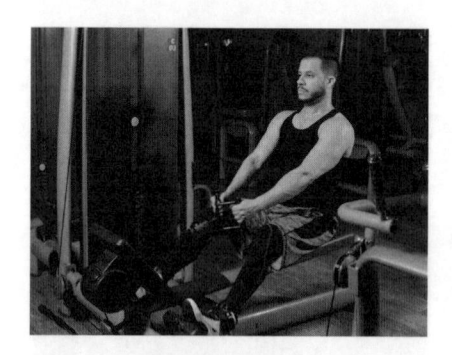

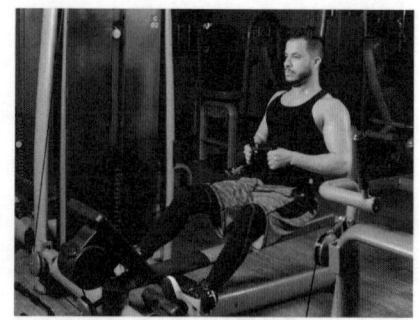

| ROSCA DIRETA

1. Fique em pé com os pés afastados na largura do ombro e com as mãos afastadas pela mesma distância. Mantenha a espinha ereta, peito para cima e ombros retos.
2. Levante o peso, trazendo-o para abaixo do queixo, fazendo um movimento em arco. O cotovelo deve permanecer imóvel, sem apoiar-se nas costelas nem se virar para fora, servindo apenas para flexionar o braço na direção do movimento.
3. Abaixe o peso à posição inicial de forma controlada.

Golpe de mestre: *Selecione sua carga com sabedoria. Não é hora de treinar o seu ego e arriscar uma lesão na lombar para impressionar os colegas. Quanto mais controlado o movimento, mais dificultoso — e eficiente — ele será. Não se trata, portanto, de peso, mas de controle.*

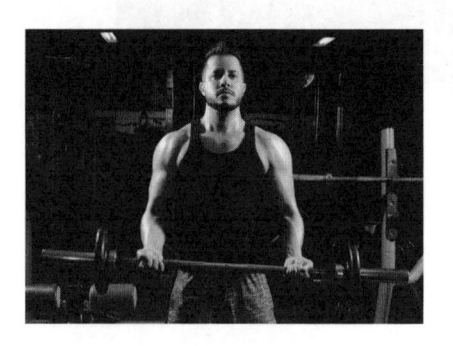

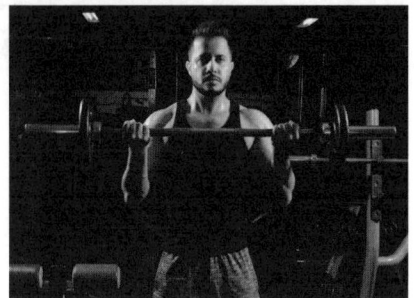

| ROSCA ALTERNADA

1. Com um peso em cada mão, sente-se na borda de um banco em posição horizontal com os braços estendidos ao longo do corpo.
2. Inspire fundo e, com as palmas das mãos voltadas para si, flexione os braços erguendo os pesos na direção dos ombros. Os cotovelos devem permanecer colados no corpo, não auxiliando na projeção do peso para o alto.
3. Concentrando todo o esforço no bíceps, expire enquanto abaixa os pesos lentamente até a posição inicial.

Golpe de mestre: Contraia o abdômen para manter o tronco imóvel e isolar ainda mais a atividade do bíceps na execução do movimento.

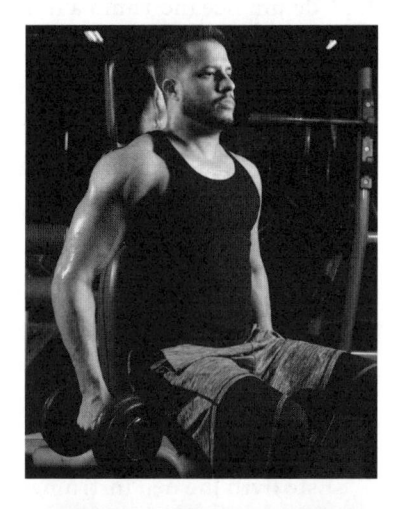

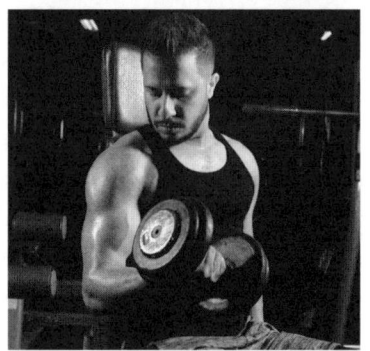

SEU NOVO HERÓI DE AÇÃO: VOCÊ!

UM NAVIO DESATRACA DO PORTO E TRAFEGA PELAS ÁGUAS CRISTALINAS de um oceano rumo a um novo continente. A bordo de sua poderosa estrutura, ornamentos de grande valor se fazem notar: cristais, barras de ouro e reluzentes pedras preciosas. Inesperadamente, o tempo se agita e o vento começa a soprar furiosamente. As ondas reagem ao estímulo impiedoso da natureza e tombam a embarcação, afundando vagarosamente sua pesada carcaça e inestimável riqueza — tornando seu valor nulo.

O mesmo acontece com o nosso conhecimento.

Existe uma grande mentira que circula em nossa sociedade e ela foi perpetuada por anos de repetição decorada e objetividade infundada: "Conhecimento é poder". Conhecimento não é poder — mas poder em *potencial*. Seu conhecimento só terá real valor quando for desenterrado e colocado em prática. Em outras palavras, o real *poder* está na *ação*.

Este livro lhe deu instrumentos, técnicas e ideias que podem mudar sua vida. E é essa simples atitude — *ação* — que o separa de onde você gostaria de estar agora. Você e eu percorremos um longo caminho juntos pelas páginas deste livro. Você tem agora as ferramentas e o entendimento necessário para produzir resultados que antes lhe pareciam inimagináveis. Após terminar essa jornada de oito semanas, é bem provável que você *jamais* se imagine voltando ao seu antigo estilo de vida. Tendo isso em mente, recomendo que, depois das 8 semanas, você estabeleça novas metas paras os próximos meses e continue a progredir. Você descobrirá que as primeiras semanas são, de fato, as mais difíceis, pois requerem a quebra de muitos hábitos. Com a mentalidade de um faixa preta enraizada em você, no entanto, sua nova aparência, sua energia e seu novo corpo marcarão o início de seu novo estilo de vida — estados que produzirão milagres para você e para as pessoas com quem se preocupa.

Não se engane pelo simbolismo do título deste livro. Bruce Lee dizia que uma faixa serve apenas para segurar as calças. Ser um faixa preta não o torna invencível, ou melhor do que seu adversário; significa, porém, que você não desistiu, que superou a dor, transpôs os desafios e os desapontamentos, não cedeu às dúvidas, encarou seus medos e aprendeu o suficiente para perceber o quão pouco, de fato, sabe. Ser um faixa preta é estar em constante aprendizado e desafiando tão somente a si mesmo. É compreender que, em uma luta — ou na vida —, seu oponente é seu professor e o real adversário reside em sua própria mente.

Nada mudou minha vida mais do que os métodos que compartilho nessa obra e minha esperança é que façam o mesmo por você. Mas isso só acontecerá se você fizer com que aconteça. Afinal, sempre haverá alguém mais forte, mais rápido ou mais inteligente que você. A única coisa que está sob seu controle é garantir que nenhuma dessas pessoas seja mais *determinada* que você.

O meu desafio para você é que acredite na sua nova identidade como uma verdade irrefutável (aquela que você definiu durante o exercício de *Inteligência Verbal*). Eu desafio você a juntar-se aos exemplos citados na abertura deste livro, e tantos outros, referenciados aqui ou não, como alguém que abraça a dádiva divina da existência e vive aquilo que acredita, inspirando outros a buscarem sua grandeza interior. Ao usar as ferramentas deste livro, você vai perceber que a transformação do seu mundo interior virá acompanhada de um poderoso sentimento de gratidão em ajudar outras pessoas a promoverem as mesmas mudanças em suas mentes. Vince Lombardi disse: "Todos possuem vontade de vencer, mas poucos possuem a vontade de se preparar para vencer". Se você chegou até aqui, pode se juntar a esse time único de pessoas que *fazem* a diferença, que buscam o crescimento e estratégias que outros passam a vida apenas almejando. É essa atitude de ação que vai fazer com que seu desejo de melhora se transforme na realização de sonhos e sucesso e, então, talvez se torne mais claro e evidente a verdade da declaração de Mike Mentzer, que escreveu: "A estatura adequada de um homem não é de mediocridade, fracasso ou frustração, mas de conquista, força e nobreza. Em suma, um homem pode e *deve* ser um herói."

É meu desejo que eu tenha ganhado um espaço em seu coração e que você mantenha contato comigo. Espero também que tenhamos o privilégio de nos conhecer pessoalmente em uma de minhas palestras ou viagens. Quando isso acontecer, não deixe de se apresentar. Será minha grande honra conhecer você e ouvir as histórias de sua vida que trouxeram-lhe a este livro — e como ela mudou depois disso. Você ainda pode fazer isso pelas nossas páginas na Internet listadas abaixo para partilhar seu sucesso com outros seguidores do Programa Forma Faixa Preta. Seja como preferir, quero que se lembre que você não está sozinho. Lembra quando lhe prometi que estaria ao seu lado durante todo o processo? Minha intenção é exatamente essa.

Até lá, deixo-lhe com as sábias palavras de São Francisco de Assis: "Comece fazendo o que é necessário, depois o que é possível e, de repente, você estará fazendo o impossível".

Até breve,
Danilo Ferraz

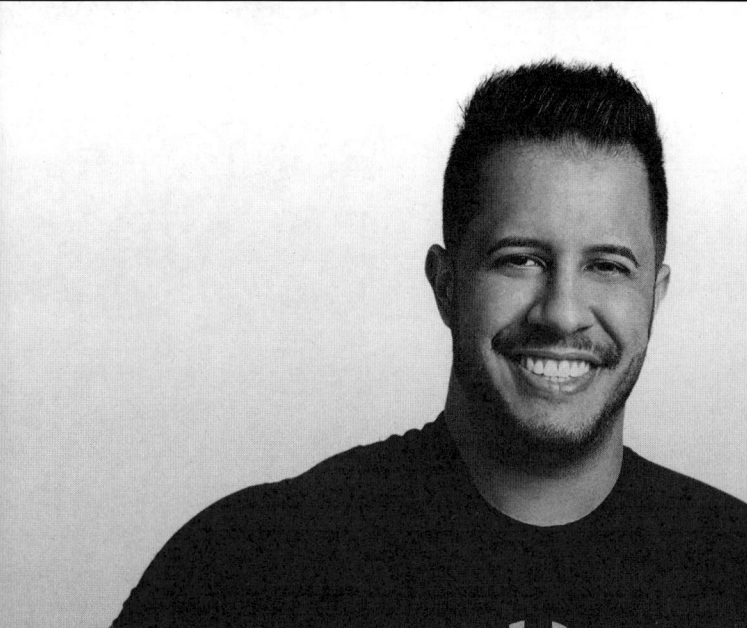

"SEMPRE HAVERÁ ALGUÉM MAIS FORTE, MAIS RÁPIDO OU MAIS INTELIGENTE QUE VOCÊ. A ÚNICA COISA QUE ESTÁ SOB SEU CONTROLE É GARANTIR QUE NENHUMA DESSAS PESSOAS SEJA MAIS DETERMINADA QUE VOCÊ".

FUNDAÇÃO DANILO FERRAZ

Com uma missão de transformação social e melhoria de qualidade de vida, a *Fundação Danilo Ferraz* é uma organização sem fins lucrativos que se dedica, por meio de uma aliança de voluntários interessados e profissionais capacitados, a direcionar esforços pontuais para fazer a diferença na vida de crianças, desabrigados e idosos através de iniciativas que contemplam seus três pilares fundamentais: promoção do esporte/saúde, erradicação da fome e preservação do meio-ambiente.

Para uma lista completa dos serviços e informações sobre como ajudar, visite o site oficial do autor: **www.daniloferraz.com.br**

AGRADECIMENTOS:

- Academia Brasil Fitness Redentora
- MuscleShop Suplementos
- Homeopatia Rio Preto
- Claudio Sartor Fotografia
- Gabriel Pagano Fotografia
- CajuBrasil
- Marca Vento
- Luz-Mel Semijóias
- Interprime Tecnologia
- Instituto As Valquírias
- BS Fitness – Equipamentos de ginástica
- Villa Sports Academia
- Brasil Soccer Academy
- Team Nogueira São José do Rio Preto
- Team Montalvão – Bodybuilding Coach

Informações sobre nossas publicações
e últimos lançamentos

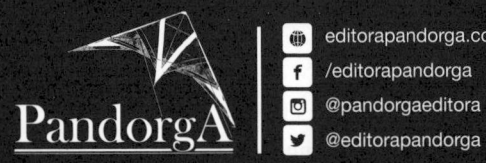

editorapandorga.com.br
/editorapandorga
@pandorgaeditora
@editorapandorga